Mosaik bei
**GOLDMANN**

## Buch

Jo-Jo-Effekt ade! Die Ernährungsberaterin Sasha Walleczek hat eine praxisorientierte und alltagstaugliche Methode entwickelt, wie Sie zu Ihrem Wunschgewicht gelangen und gesund bleiben, ohne sich zu quälen. Ihre Methode ist keine Diät, sondern sie verzichtet gänzlich auf Kalorienzählen oder Einschränkungen. Der Trick liegt dabei in der Stabilisierung des Blutzuckers, so werden gefährliche Heißhungerattacken vermieden.

Die Walleczek-Methode enthält nicht nur Basisinformationen über die Bausteine der Ernährung, sondern auch grundlegende Ernährungsfaustregeln, die die Pfunde purzeln lassen. Hilfreiche Checklisten und viele Rezepte für morgens, mittags, abends und zwischendurch machen die Umsetzung der Ernährungsumstellung im Alltag leicht.

## Autorin

Die gebürtige Tirolerin ist seit Februar 2006 Host und Moderatorin der Sendung »Du bist, was du isst« auf ATV.

Sasha Walleczek beschäftigt sich seit über 15 Jahren intensiv mit Ernährung. Sie hat ihr Diplom in London am renommierten Institute for Optimum Nutrition in einer 3-jährigen Ausbildung zum »Nutritional Therapist« erhalten, wo sie danach auch einige Zeit unterrichtete. Nach einem abgeschlossenen Wirtschaftsstudium lebte sie einige Jahre in Asien und den USA, bevor sie Ende der 90er Jahre nach Europa zurückkehrte.

Heute hat sie neben der TV-Sendung ein Institut für Ernährungsberatung in Wien, mit Schwerpunkt auf Gewichtsmanagement-Programmen, Ernährungsstrategien für Stressmanagement und zur Leistungsoptimierung im Beruf sowie Ernährungsberatung zur Vorbereitung auf die Schwangerschaft. Sie hält Vorträge, Seminare und Workshops, sowohl öffentlich als auch in Unternehmen, und betreut zusammen mit ihrem Team Klienten individuell in ihrem Büro in Wien.

Mehr Information zu aktuellen Projekten, Kursen und Vorträgen finden Sie auf www.walleczek.at

*Von Sasha Walleczek außerdem bei Mosaik bei Goldmann:*

Die Walleczek-Methode – Das Kochbuch (17082)

Sasha Walleczek

# Die Walleczek-Methode

## Ohne Diät zum Wunschgewicht

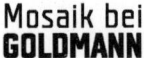

Mosaik bei
**GOLDMANN**

Alle Ratschläge und Hinweise in diesem Buch wurden von der Autorin und vom Verlag sorgfältig erwogen und geprüft. Eine Garantie kann dennoch nicht übernommen werden. Eine Haftung der Autorin beziehungsweise des Verlags für Personen-, Sach- und Vermögensschäden ist daher ausgeschlossen.

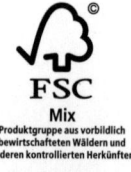

**FSC**
**Mix**
Produktgruppe aus vorbildlich
bewirtschafteten Wäldern und
anderen kontrollierten Herkünften
Zert.-Nr. SGS-COC-1940
www.fsc.org
© 1996 Forest Stewardship Council

Verlagsgruppe Random House FSC-DEU-0100
Das für dieses Buch verwendete FSC-zertifizierte Papier *Pamo Sky*
liefert Arctic Paper Mochenwangen GmbH.


6. Auflage
Vollständige Taschenbuchausgabe Oktober 2008
Wilhelm Goldmann Verlag, München,
in der Verlagsgruppe Random House GmbH
© 2007 by Verlag Carl Ueberreuter, Wien
Umschlaggestaltung: Design Team München
Fotos: Thomas Maria Laimgruber
Satz: Barbara Rabus
Druck und Bindung: GGP Media GmbH, Pößneck
LH · Herstellung: IH
Printed in Germany
ISBN 978-3-442-16987-0


www.mosaik-goldmann.de

# Inhalt

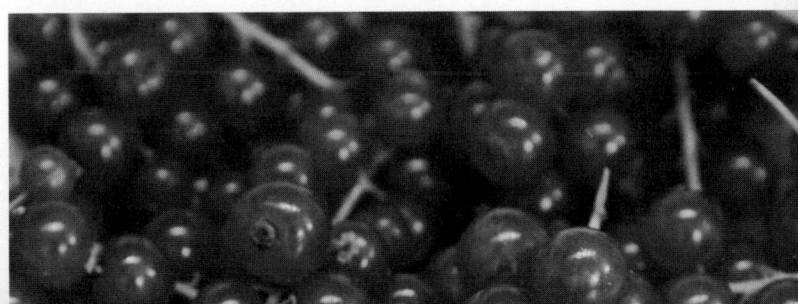

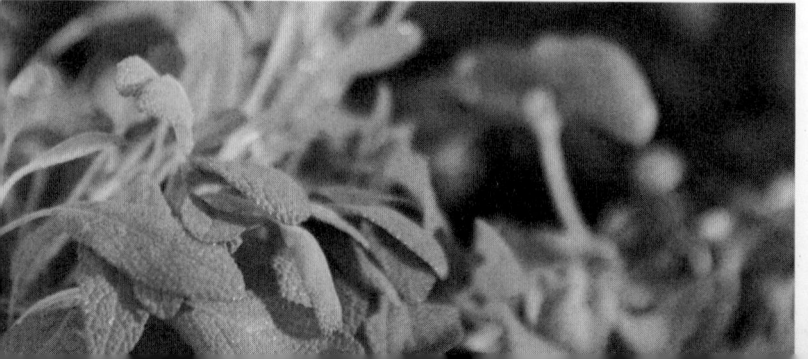

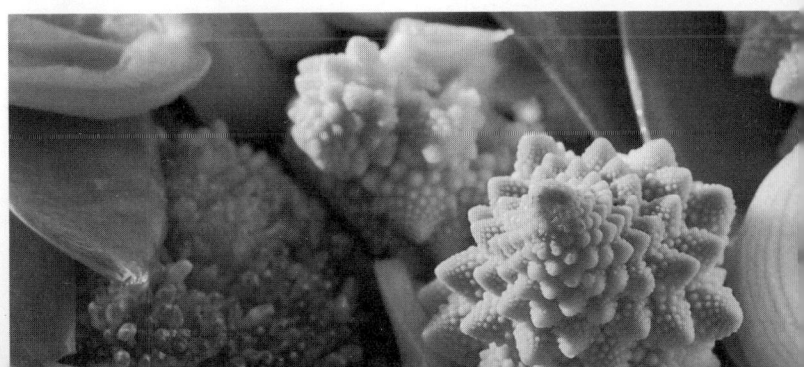

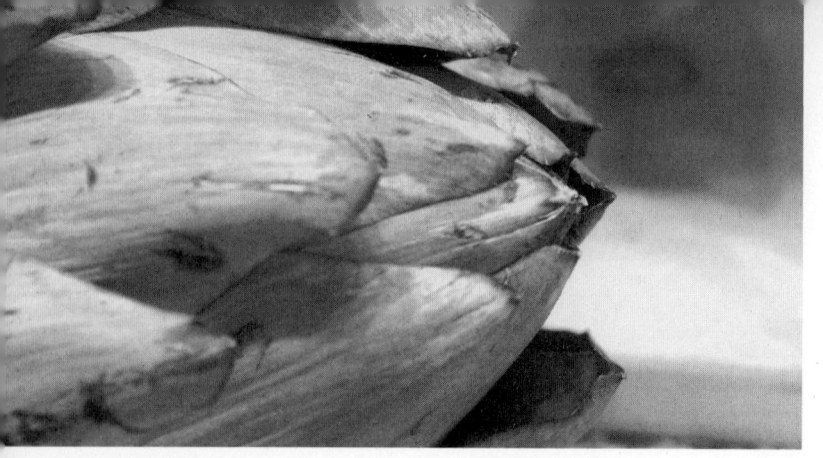

# Liebe Leserin, lieber Leser

Dieses Buch ist das Ergebnis meiner Arbeit mit vielen Klienten in meiner Ernährungsberatungspraxis sowie mit Kandidaten aus meiner TV-Sendung, meinem langjährigen Interesse an optimaler Ernährung und meiner persönlichen Suche nach »endlich der richtigen Diät«. Als Teenager habe ich mit meinem Gewicht gekämpft – und trotz aller Diäten und Versuche den Kampf ständig verloren. Je länger ich mit und vor allem gegen meinen Körper gekämpft habe, umso mehr habe ich dabei verloren (mein Ausgangsgewicht wäre nämlich eigentlich ganz o. k. gewesen, aber nach jeder Diät wog ich noch mehr und war noch frustrierter – Sie kennen das vielleicht!).

Die Walleczek-Methode ist keine Diät. Sie brauchen nie wieder eine Diät zu machen. Sie brauchen auch nie wieder gegen Ihren Körper zu kämpfen. Denn Ihr Körper fühlt sich schlank, vital und gesund am wohlsten – und genau dieses Gleichgewicht strebt er automatisch an, wenn Sie ihn dabei unterstützen. Mit der Walleczek-Methode arbeiten Sie ab jetzt mit Ihrem Körper, nicht gegen ihn. Wenn Sie Hunger haben, dann essen Sie, bis Sie satt sind – und nur von Dingen, die auch schmecken. Wie klingt das?

Während ich die Walleczek-Methode entwickelte, hat es mich selbst überrascht, wie einfach es sein kann, abzunehmen und dabei immer gesünder und vitaler zu werden. Ursprünglich war die von mir erarbeitete Methode komplizierter, denn ich

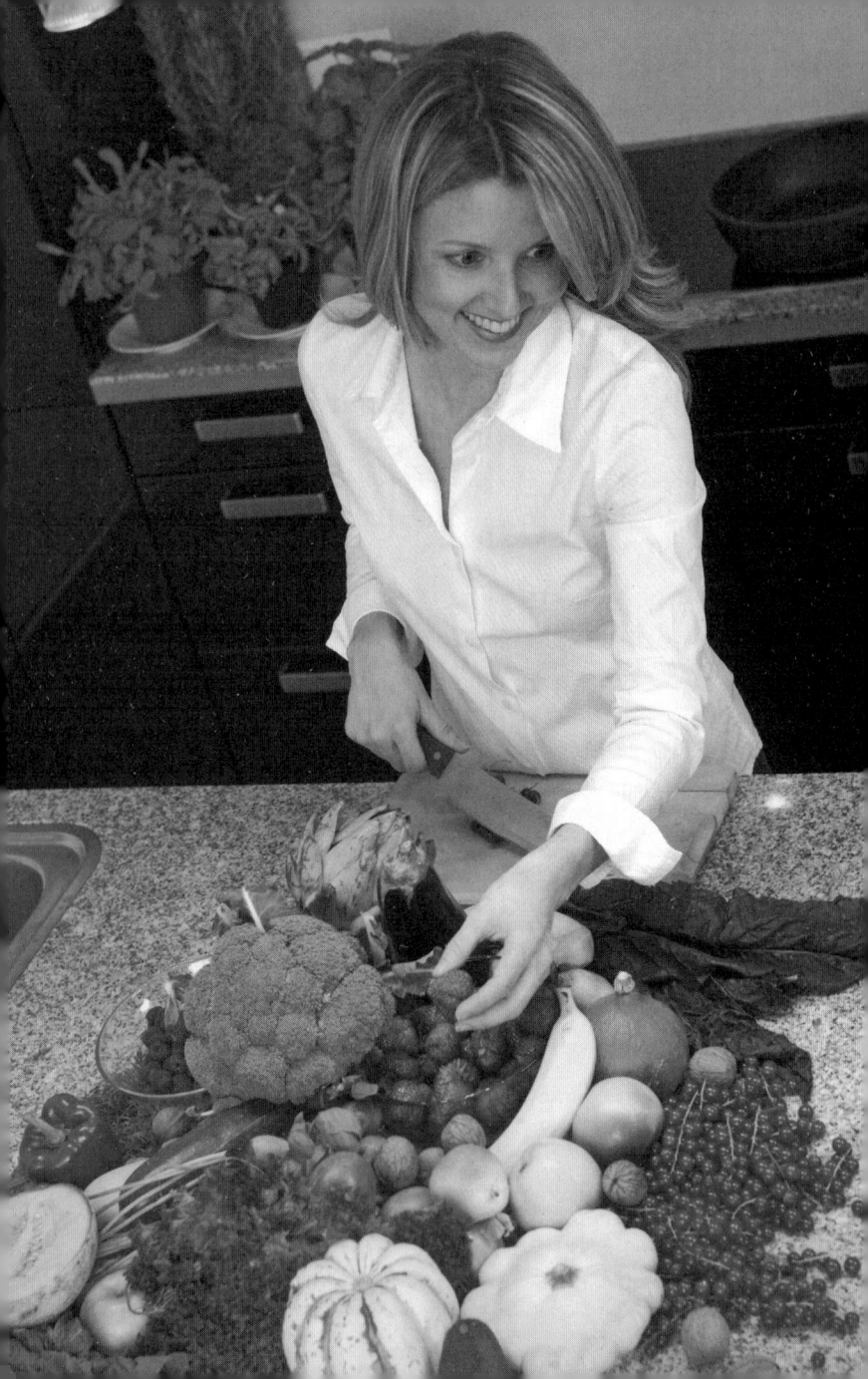

wollte möglichst viele verschiedene Aspekte der optimalen Ernährung unterbringen. Die Praxis und das Feedback von vielen meiner ersten »Opfer« haben gezeigt, dass viele komplizierte Details gar nicht notwendig waren. Konzentrieren Sie sich auf das Wesentliche, der Rest macht alles nur unübersichtlich, verbessert das Ergebnis aber nicht. Es war bald klar, dass man zuerst eine solide Basis bauen muss, auf der man dann weiter aufbauen kann. Wenn Ihr einziges Ziel Ihr Wunschgewicht ist, dann ist diese »Basis« völlig ausreichend. Auch wer mehr erreichen will und an optimaler Ernährung und einem möglichst langen, gesunden und erfüllten Leben interessiert ist, muss zuerst das Fundament legen. Die Walleczek-Methode liefert Ihnen die Bausteine dazu. Das wichtigste Kapitel dieses Buches ist jenes über das »Geheimnis der Blutzuckersteuerung« und der »Faustregel«. Wenn Sie möchten, können Sie nur dieses Kapitel lesen, und das wird wahrscheinlich ausreichend sein. Die anderen Kapitel wollen Ihnen ein tieferes Verständnis für die Hintergründe vermitteln und weitere offene Fragen beantworten. Die Kapitel dieses Buches bauen zwar aufeinander auf, und so manches aus früheren Kapiteln wird später vorausgesetzt, aber es ist deshalb nicht nötig, das Buch von Anfang bis zum Ende in der vorgegebenen Reihenfolge zu lesen.

Es war mir auch sehr wichtig, den »bitteren Ernst« aus dem Thema Abnehmen und Diät zu nehmen – die »Disziplin«, den »Kampf« und die »Mühsal« – und zu vermitteln, wie einfach gesunde Ernährung und Abnehmen sind und wie viel Spaß das machen kann. Ich hoffe sehr, dass mir dies wenigstens in Ansätzen gelungen ist!

Essen schmeckt gut, gutes (= gesundes) Essen schmeckt besser, und der Rest ist ganz einfach! Ich hoffe, die Rezepte schmecken Ihnen. Wenn nicht, erfinden Sie einfach neue, ganz nach Ihrem Geschmack – meine sind nur Ideen und Vorschläge. Das Werkzeug dazu, wie ein Rezept aussehen sollte, bekommen Sie auf den nächsten Seiten.

Ich wünsche Ihnen viel Spaß, Glück und Gesundheit auf Ihrem Weg!

Sasha Walleczek

PS: Ich würde mich sehr über Feedback und Erfolgserlebnisse freuen. Sie können sie entweder auf www.diewalleczekmethode.com deponieren oder einfach an diemethode@walleczek.at schicken. Vielen Dank!

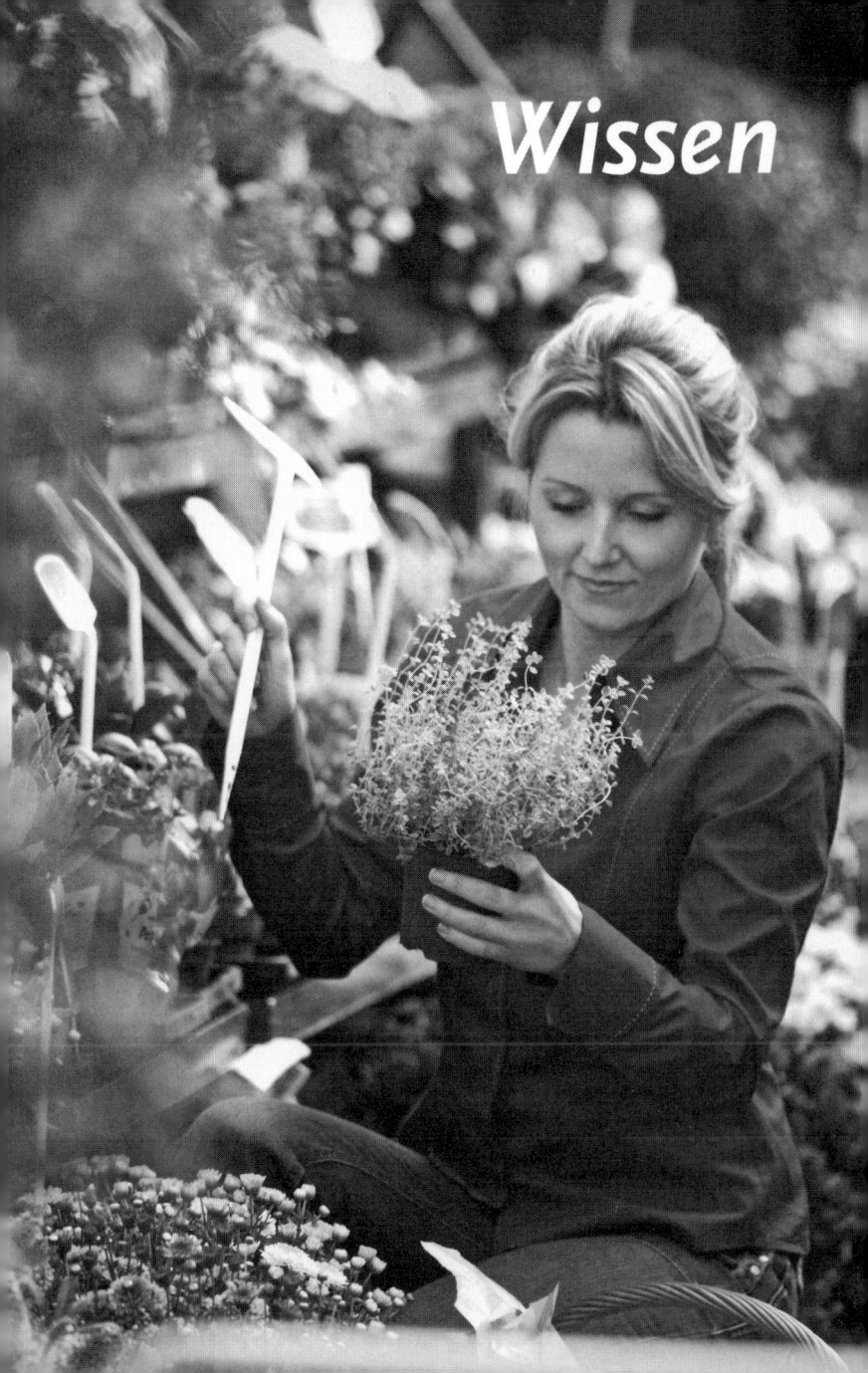

Wissen

# Was Sie zuvor wissen sollten

## Beachten Sie die Nebenwirkungen

Bei der Walleczek-Methode geht es um viel mehr als darum, wie Sie nächsten Sommer im Bikini aussehen werden. Natürlich sollte jemand abnehmen, dessen Body-Mass-Index (BMI) über 25 liegt, geht man doch davon aus, dass ein solches Gewicht gesundheitsschädlich ist. Die untere Grenze für den BMI liegt bei 18,5; zwischen 18,5 und 25 dürfte der gesunde Bereich liegen. Die obere Grenze für eine Frau mit einer Größe von 1,70 Meter liegt demnach bei 72 Kilogramm, unter 54 Kilogramm ist sie zu dünn.

Sie sehen also, der »gesunde« Bereich ist recht groß. Leider ist das uns von den Medien vermittelte Schönheitsideal ein anderes. Meiner Meinung nach muss oder sollte nicht jede Frau nach Modelmaßen streben; nicht jede Frau muss 55 Kilogramm wiegen. Schließlich ist jeder anders und fühlt sich bei einem anderen Gewicht wohl.

Wahrscheinlich haben Sie dieses Buch gekauft, um Ihr Wunschgewicht zu erreichen. Vielleicht wollen Sie nicht ab-, sondern zunehmen? Dann lesen Sie weiter, denn das geht mit der gleichen Methode. Wenn Sie Ihr Gewicht halten wollen, aber endlich mehr Energie, weniger Haut- oder Verdauungsprobleme oder keine Regelbeschwerden mehr haben wollen, auch dann sind Sie hier richtig.

**Body Mass Index (BMI) = kg/m²**

$$\frac{69 \text{ kg}}{1,72 \text{ m} \times 1,72 \text{ m}} = 23,32$$

Unter 18,5    Untergewicht
18,5–25      Normalgewicht
Über 25      Übergewicht

**Achtung:** Diese Klassifizierung gilt nicht für Frauen während der Schwangerschaft und Stillperiode, für Personen unter 18 Jahren, für ältere Menschen, Athleten und Bodybuilder.

Ich freue mich immer, wenn mir jemand erzählt, er habe mit der Walleczek-Methode zehn oder 15 Kilo abgenommen. Aber noch viel mehr freut es mich, wenn mir der- oder diejenige erzählt, dass seitdem das Haar wieder dichter und glänzender ist, die Regelbeschwerden verschwunden sind, die Haut schöner und der aufgeblähte Bauch weg ist. Denn es ist dieses allgemeine, verbesserte Wohlbefinden, um das es hier geht und das dazu führen wird, dass Sie weitermachen. Sie werden nicht mehr missen wollen, wie gut es Ihnen geht. Nebenbei werden Sie ausgeglichener, besser gelaunt und weniger gestresst sein. Und dann habe ich mein persönliches Ziel für Sie erreicht: Sie sollen die besten Voraussetzungen haben, lange, gesund und glücklich zu leben. Und das sind doch sehr erstrebenswerte Nebenwirkungen, oder?

## Warum ist Ernährung so wichtig?

Vielleicht lesen Sie dieses Buch, weil Sie endlich »dünn« sein wollen – für mich ist das aber nur ein Nebeneffekt. Ernährung ist nämlich viel wichtiger als das.

Alle sieben Jahre haben Sie einen völlig neuen Körper. In dieser Zeit wird jede Zelle in Ihrem Körper komplett ausgetauscht. Wie wird das gemacht? Mit den Dingen, die Sie zu sich nehmen: mit dem, was Sie essen, trinken und einatmen. Wie gut Ihr neuer Körper zusammengesetzt ist, bestimmen Sie. Mit dem, was Sie essen.

Man kann sich diesen Vorgang wie eine gefüllte Badewanne vorstellen, bei der jemand vergessen hat, den Abfluss zuzumachen.* Glücklicherweise fließt in die Badewanne genau so viel Wasser hinein, wie unten abfließt. Sie ist also im Gleichgewicht (in der Medizin nennt man ein solches Fließgleichgewicht übrigens Homöostase). Das Wasser fließt in einem Tempo zu bzw. ab, dass nach sieben Jahren das gesamte Wasser ausgetauscht ist und kein Wassertropfen mehr vom alten Inhalt da ist. Wenn jetzt aber das neue, zufließende Wasser nicht herrlich frisches Quellwasser, sondern leicht verschmutzt ist, so merkt man das anfangs gar nicht (außer Sie schütten eine wirklich dreckige Brühe zu, das merken Sie schneller), aber wenn nie frisches, sauberes Wasser nachkommt, so wird der Inhalt nach und nach immer schmutziger, immer verklebter, und man kann langsam nicht einmal mehr auf den Grund der

---

* Sie werden im Laufe dieses Buches auch noch mit einem Frosch und mit einem Auto verglichen werden, die Badewanne ist also nur der harmlose Anfang.

Wanne sehen. Nach sieben Jahren besteht der gesamte Inhalt der Badewanne aus einer dreckigen Brühe, die immer schmutziger wird, denn der Abfluss der Badewanne kann damit nicht umgehen und verstopft. Der Schmutz setzt sich in der Wanne ab.

So geht es auch Ihrem Körper. Dieser wird nach und nach durch das ersetzt, was Sie essen und trinken (und einatmen). Wenn Sie minderwertige Lebensmittel zu sich nehmen, so werden Sie das in den ersten Jahren kaum merken – es ist erstaunlich, wie lange der Körper mit »trübem Wasser« umgehen kann –, aber nach und nach macht sich das dann doch bemerkbar (meist spätestens mit Mitte 30). Sie werden den lästigen Schwimmreifen plötzlich nicht mehr los, Ihre Haut ist nicht besonders schön, und Ihre Haare haben auch schon mal mehr geglänzt. Sie kommen in der Früh kaum aus dem Bett und verbringen Ihre freie Zeit gerne vor dem Fernseher, denn für anderes sind Sie zu müde. Über Sport denken Sie zwar nach, können sich aber nicht wirklich dazu aufraffen. Außerdem sind Sie mürrisch und launisch und viel öfter »schlecht drauf«, als Sie es früher einmal waren. Na ja, und Ihre Lust auf Sex war auch schon größer. Aber das schieben Sie auf den vielen Stress (mit dem Sie wegen der »dreckigen Brühe« in Ihrem Körper immer schlechter umgehen können) und darauf, dass Sie sich in Ihrem Körper nicht wohlfühlen, weil der nicht in einen Bikini passt. (Ich würde sagen, der Grund ist eher, dass sich niemand in einer dreckigen Badewanne wohlfühlt!).

Dazu müssen Sie wissen, dass Schätzungen zufolge 70 Prozent aller Todesursachen in der westlichen Welt Krankheiten sind, deren Ursachen mit falscher Ernährung in Zusammenhang stehen, und dass ein Drittel aller Krebserkrankungen auf falsche Ernährung zurückzuführen sind. Diese Krankheiten entstehen nicht von heute auf morgen, sie entstehen über Jahre oder Jahrzehnte – eben so lange, wie man braucht, um klares Wasser nach und nach in eine dreckige Brühe zu verwandeln. Denn

- jede zweite Frau und zwei von fünf Männern sterben an einer Herz-Kreislauf-Erkrankung (Gehirnschlag, Herzinfarkt etc.);

- jeder dritte Mensch stirbt an Krebs. Schätzungen zufolge wird Krebs die Herz-Kreislauf-Erkrankungen als Todesursache Nummer eins schon im nächsten Jahrzehnt überholen;

- einer von zehn Österreichern wird mit Diabetes (Typ II) diagnostiziert;

- einer von 17 Österreichern bekommt Darmkrebs.

Bei jeder dieser Krankheiten geht man davon aus, dass falsche Ernährung eine wesentliche Rolle spielt und sie mit der richtigen Lebensführung (Ernährung, Sport etc.) oft vermeidbar wäre.

Aber es gibt doch Gene, die Brustkrebs verursachen, oder? Und in Ihrer Familie bekommt fast jeder Gicht oder Diabetes oder Herzinfarkte. Kann man da mit Ernährung überhaupt viel ausrichten?

## Genetisches Schicksal oder Sie sind, wie Sie sind – bis Sie etwas dagegen unternehmen

Ein guter Freund von mir hat braune Augen, schwarze Haare und generell einen dunkleren Teint. Wenn er in die Sonne geht, ist er nach drei Stunden wunderschön goldbraun. Wenn ich das Gleiche tue, dann schaue ich nach drei Stunden aus wie eine Languste und am übernächsten Tag wie eine Languste, die gerade ihre Haut abwirft. Das Leben ist nicht fair.

Jedem ist klar, dass das zwar nicht fair sein mag, aber ich »bin eben der helle Typ«. Das »machen meine Gene«.

Heißt das, dass ich in jedem Fall Sonnenbrand bekomme? Nein, natürlich nicht. Denn ich könnte a) gar nicht in die Sonne gehen, b) Sonnencreme auftragen oder c) meine Haut langsam, jeden Tag ein bisschen mehr, an die Sonne gewöhnen. Nach mehreren Wochen (oder, in meinem Fall, wohl eher Monaten) bin ich dann vielleicht auch schön goldbraun, ohne verbrannt zu sein. Mein guter Freund muss sich nie um solche Dinge kümmern. Ich sage ja: Das Leben ist nicht fair.

Es ist aber ein gutes Beispiel dafür, wie Umgebung und Gene interagieren. Gene bestimmen nicht zu 100 Prozent, wie wir aussehen, wie wir uns verhalten oder welche Krankheiten wir bekommen.* Gene müssen aktiviert werden, um zu wirken, und das wiederum hängt von der Umgebung ab. Es bestimmen also weder die Gene, ob ich verbrenne oder mein

---

\* Es gibt einige sehr spezifische genetische Defekte, bei denen die Wahrscheinlichkeit 100 Prozent ist, dass Sie eine bestimmte Krankheit entwickeln. Übergewicht oder andere »Zivilisationskrankheiten«, die zurzeit die Todesursache bei mindestens fünf von zehn Personen in der westlichen Welt sind, gehören nach dem neuesten Stand der Wissenschaft jedoch nicht dazu.

Freund braun wird (denn auch er muss dafür in die Sonne gehen, und ich kann meine Haut langsam an die Sonne gewöhnen beziehungsweise wenn ich besser mit Nährstoffen versorgt bin, geht meine Haut auch besser mit der Sonne um), noch bestimmt die Umgebung, was mit unserer Haut passiert, denn die gleiche Umgebung führt bei ihm zu attraktiver, schützender Bräune, bei mir hingegen zur Verwandtschaft mit Langusten und zu höchster Hautkrebsgefahr.

Bei Sonnenbrand finden das immer alle einleuchtend. Nach den neuesten wissenschaftlichen Erkenntnissen funktioniert das aber mit allen anderen Genen genauso – auch denen, die die Wahrscheinlichkeit erhöhen, dass Sie Krebs oder hohes Cholesterin bekommen. Das »Brustkrebsgen« macht es zwar wahrscheinlicher, dass Sie diese Krankheit in der richtigen – oder eher: falschen – Umgebung entwickeln, aber niemand kann es mit Bestimmtheit voraussagen. Genauso wenig wie ein Fehlen des »Brustkrebsgens« Sie vor dieser Krankheit bewahrt, denn auch Frauen ohne dieses Gen bekommen Brustkrebs. Allerdings eben weniger häufig. Und auch mein dunkelhaariger Freund kann sich verbrennen oder Hautkrebs entwickeln, wenn er es mit der Sonne übertreibt.

Was hat das alles damit zu tun, dass Sie endlich, für den Rest Ihres Lebens, Ihr Wunschgewicht erreichen wollen?

Sie sind so, wie Sie sind. Sie sind ein Individuum. Mit ganz bestimmten genetischen Voraussetzungen. Daran können Sie nichts ändern. Egal, wie gerne Sie groß, blond und blauäugig wären, wenn Sie jetzt klein und dunkel sind, wird sich daran nichts mehr ändern lassen.

Sie sind groß oder klein, hell oder dunkel, haben ein Brustkrebsgen oder eines für hohes Cholesterin mitbekommen – oder eben nicht. Auch ein ganz persönliches Fassungsvermögen für »Umweltangriffe« wurde Ihnen mitgegeben: Wie viel Alkohol Sie vertragen, ob Sie schnell braun werden, wie Sie mit Stress umgehen etc. etc. All das ist Ihre Ausgangsbasis. An der können Sie nichts ändern. Sehr wohl aber haben Sie Einfluss auf die »chemische Umgebung«, in der sich Ihre Gene befinden, und damit darauf, ob bestimmte Gene aktiviert werden. Einer der wichtigsten Faktoren dabei ist, was Sie sich in den Mund stecken: Ihre Ernährung.

Je nachdem, wie Sie Ihre Umgebung gestalten, können Sie die Wahrscheinlichkeit beeinflussen, ob Sie gewisse Krankheiten bekommen oder vital und gesund bleiben oder auch wie gestresst Sie sind. (Wie Sie prinzipiell mit Stress umgehen, hat übrigens nicht nur mit Ihren Genen zu tun, sondern auch mit Ihrer Umgebung im Mutterleib und Ihrer frühkindlichen Entwicklung – aber das ist zu kompliziert für ein Buch über das Abnehmen!)

Einer der wichtigsten Faktoren, ob Gene aktiviert werden, ist die Ernährung. Natürlich können Sie auch (allerdings nur begrenzt) darauf Einfluss nehmen, was Sie atmen (durch Spaziergänge im Wald oder in der Natur, was übrigens sehr zu empfehlen ist), wie lange Sie vor dem PC oder TV sitzen (weniger ist besser!) oder wie viel Sie sich bewegen (hier gilt: nicht zu viel und nicht zu wenig). Den größten Einfluss aber haben Sie darauf, was Sie essen. Das ist einer der Gründe, warum Ernährung so wichtig ist.

Wie genau Sie, ganz persönlich und individuell, auf Ihre Ernährung achten sollten, kann ich Ihnen nicht sagen. Wenn Sie dieses Buch in der Hand halten, vermutlich mehr, als Sie es bisher getan haben, sonst würden Sie das hier nicht lesen. Manche von uns haben robuste Gene und hatten eine gesunde Kindheit. Diese Menschen können sich langfristig wahrscheinlich den einen oder anderen größeren Fehltritt erlauben. Denken Sie nur an den berühmten Großvater, von dem immer erzählt wird, dass er 100 Jahre alt geworden ist, obwohl er geraucht und täglich Alkohol getrunken hat. Andere haben ein paar unglückliche Gene mitbekommen, hatten vielleicht schon einige große persönliche Verluste zu verkraften, waren nicht immer optimal ernährt (wer ist das schon!) und reagieren viel empfindlicher auf »Angriffe« der Umwelt. Diese Menschen müssen noch genauer auf sich achten und stecken viele Dinge nicht so leicht weg.

Die Walleczek-Methode liefert die Basis dafür. Wenn Sie einmal das Fundament gebaut haben, können Sie Ihre persönliche Strategie noch weiter verfeinern. Dazu ist es hilfreich, wenn Sie wissen, wo Ihre Stärken bzw. Ihre Schwachstellen liegen. Sind Sie ein guter oder ein schlechter Entgifter? Wie gut verdauen und resorbieren Sie Ihre Nahrung? Haben Sie einen stabilen oder einen eher labilen Blutzuckerspiegel? Ist Ihre Gesundheit durch Allergien oder Nahrungsmittelintoleranzen beeinflusst? Wie gut ist Ihr Herz-Kreislauf-System in Schuss? Sind Ihre Sexual- und anderen Hormone ausgeglichen? Wie sieht es mit Ihrem Stoffwechsel und Ihrer Schilddrüse aus? Wie gut ist Ihr Gehirn ernährt, wie ausgeglichen

Ihre Stimmung? Wie gut oder schlecht gehen Sie mit Stress um? Dieses Buch konzentriert sich auf die Grundlagen für alle diese Bereiche und macht den ersten, großen Schritt, um den Blutzucker zu stabilisieren.

Meiner Erfahrung nach haben die meisten Menschen in unserer westlichen Welt Schwierigkeiten, ihre Energie und ihren Blutzucker stabil zu halten. Wenn Sie Probleme mit Übergewicht haben, kann ich Ihnen fast garantieren, dass dies so ist (vor allem, wenn Sie einen lästigen »Schwimmreifen« haben und eher um den Bauch herum zunehmen). Daher auch der Fokus dieses Buches auf diese Thematik. Aber keine Sorge: Auch wenn Sie darüber hinaus etwas für Ihr Herz, Ihre Entgiftungskapazität, Ihre Gehirnchemie, Ihre Verdauung, Ihre Schilddrüse und Ihr Herz tun wollen, so setzen Sie mit der Walleczek-Methode schon die ersten, wichtigen Schritte.

### Wundermittel und schnelle Lösungen

Was macht man, wenn man ein kaputtes Auto reparieren will? Selten holen wir den Medizinmann, der ein paar Kräuter anzündet und geheime Formeln spricht. Wir rufen auch keinen Priester, der das Auto in seine Gebete einschließen soll. Das fänden wir völlig absurd. Wir suchen so lange, bis wir herausgefunden haben, welches Teil genau kaputtgegangen ist, denn dort liegt die Ursache unserer Probleme. Dann muss dieses Teil repariert oder ausgetauscht werden.

Auch in der Ernährung sind viele Menschen ständig auf der Suche nach dem richtigen Ersatzteil, *dem* Wundermittel, dem *einen* Ding, das man essen oder weglassen muss, damit man endlich dünn wird und bleibt, mehr Energie hat, schöneres, dickeres Haar oder was immer es ist, wonach man strebt. Aloe Vera? Mit Sauerstoff angereichertes Wasser? Salz aus dem Himalaya? Mineralien von Korallenriffen? Papaya-Enzyme? Granatapfelkerne? Verstehen Sie mich nicht falsch: Viele Nahrungsmittel haben spezifische Wirkungen, die gezielt eingesetzt werden können, aber seine Ernährung nur auf diese Einzelwirkungen auszurichten, würde wenig bringen – vor allem, wenn Sie es nur als eine Ausrede verwenden, um den Rest Ihrer Ernährung weiterhin falsch zu machen.

Abkürzungen gibt es meiner Meinung nach nicht. Wenn Ihnen versprochen wird, dass Sie in vier Tagen fünf Kilo abnehmen oder mit der richtigen Pille weiterhin so viel Fett essen können, wie Sie wollen, und dabei trotzdem abnehmen werden, dann stimmt das einfach nicht. Natürlich können Sie in vier Tagen fünf Kilo abnehmen – das meiste davon ist Wasser, und abgesehen davon, dass Sie Ihren Körper komplett verwirren, werden Sie das ganze Gewicht und vielleicht noch mehr in kürzester Zeit wieder zugenommen haben. Natürlich können Sie mit gewissen Pillen so viel Fett essen, wie Sie wollen, ohne davon zuzunehmen. Nur ist Ihr Darm nicht dazu gebaut, unverdautes Fett durchzulassen, und Sie werden neben Verdauungsproblemen wahrscheinlich auch die unangenehme Nebenerscheinung haben, dass Sie unkontrollierbaren Durchfall bekommen, der hin und wieder »in die Hose« gehen kann. Und als erwachsener Mensch Windeln zu tragen, nur damit man Schlagsahne essen kann, ist dann vielleicht doch ein bisschen übertrieben. Unser Körper ist ein unglaublich intelli-

gentes, hochkomplexes System,
das nicht so einfach funktioniert
wie eine Maschine. Meiner Meinung nach kann man den Körper
nicht »austricksen«. Da wird es
immer Nebenwirkungen, Gegen-
reaktionen oder schlicht Miss-
erfolge geben.

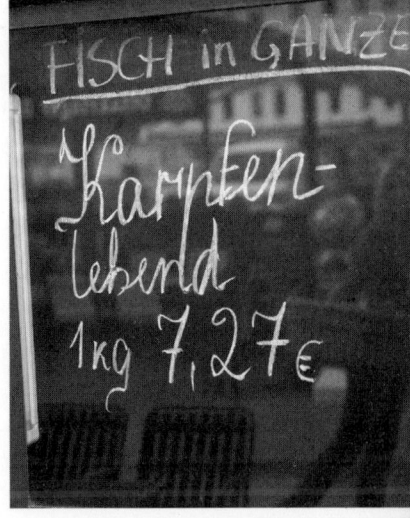

Aber warum sollten diese vielen Hilfsmittel auch notwendig
sein? Ihr Körper *will* gesund sein,
er *will* schlank und voller Energie
sein, und er wird alles tun, um
dorthin zu gelangen – wenn Sie
ihn nur endlich lassen. Wenn Sie Ihrem Körper das geben, was
er braucht, wenn Sie ihn liebevoll, reichhaltig und voller Genuss ernähren, wird er ganz von allein ins Gleichgewicht kommen und Ihr Wunschgewicht erreichen, ohne Hilfsmittel,
Tricks und Hungerkuren.

Ihre Badewanne ist auch nicht von einem auf den anderen
Tag »schmutzig« geworden, sondern das Wasser wurde nach
und nach immer trüber. Daher ist es auch logisch, dass es einige Zeit dauern kann, bis das Wasser wieder klar und frisch ist,
wenn Sie die Zufuhr jetzt umstellen. Und dass es nicht das *eine* Mittel gibt, das das Wasser wieder schlagartig rein und klar
macht. Das gibt es nur im Homeshopping-Fernsehprogramm.

Es hat vielleicht Jahre gedauert, bis Sie an dem Punkt ange-
langt sind, an dem Sie heute sind – an dem Sie endlich etwas

unternehmen. Auch wenn die meisten Menschen mit der Walleczek-Methode innerhalb recht kurzer Zeit (ein paar Tage oder Wochen) deutliche Unterschiede im Wohlbefinden (und bei ihrem Gewicht) bemerken, bis das Wasser wieder klar ist, dauert es eben. Für jedes Jahr, das Sie »Schindluder« getrieben haben, sollten Sie sich als Richtwert einen Monat geben, um die Dinge wieder in Ordnung zu bringen.

Es ist zum Beispiel wichtig, dass der Körper möglichst basisch ernährt wird (wir ernähren uns alle zu »sauer«). Es gilt, die Leber zu unterstützen, den Blutzucker zu stabilisieren, Ihr Gehirn mit den richtigen Nährstoffen zu unterstützen, die Darmbakterien zu füttern, Ihrem Herzen die richtigen Fette bereitzustellen und die falschen Fette möglichst fernzuhalten. Die Walleczek-Methode liefert die Basis dafür, auf der dann weiter aufgebaut werden kann. Aber ohne diese Basis geht es nicht.

Das bringt mich wieder zu den »Einzeltherapien«: Natürlich sind Vitamintabletten etwas Wunderbares, und Aloe Vera, Granatäpfel, Papayas und Joghurt mit den richtigen Bakterien etc. haben sicher tolle Wirkungen im Körper. Aber – um wieder einmal meinen Lieblingsvergleich zu bemühen (Sie werden noch viel vom Auto hören …) – ohne die richtige Basis haben Sie zwar hübsche Seitenspiegel auf Ihr Auto montiert, aber leider übersehen, dass Ihnen noch drei Reifen und der halbe Motor fehlen. Und diese Basis soll Ihnen dieses Buch geben.

## Seien Sie kein Frosch!

Sie kennen sicher die Geschichte: Wenn Sie einen Frosch in einen Topf mit heißem Wasser werfen, dann springt er heraus, setzen Sie den gleichen Frosch in einen Topf mit kaltem Wasser und erhitzen Sie das Wasser ganz, gaaanz langsam, dann wird er sitzen bleiben. Zuerst wird das Wasser gemütlich warm und unser Frosch denkt nicht daran, herauszuspringen. Irgendwann wird es dann fast ein bisschen zu heiß, aber jetzt ist unser Frosch schon ein bisschen träge – und so unangenehm ist es ja noch nicht. Schließlich tut es dann schon weh, aber inzwischen ist unser Frosch ganz benommen und kann sich kaum mehr bewegen. Wenn das Wasser dann ernsthaft zu heiß für unseren Frosch wird, dann ist es zu spät, denn er kann sich nicht mehr bewegen. Wenn Sie einen Frosch in kaltes Wasser setzen und es langsam erhitzen, wird er also so lange sitzen bleiben, bis er stirbt.

Spannende Geschichte. Sie stimmt nur leider nicht. Aber es ist eine schöne Parabel für das, was in Ihrem Leben vielleicht vor sich geht.

Sind Sie ein sitzender Frosch?

Wenn Sie vor 10, 15 oder 20 Jahren einen Zeitsprung zum heutigen Tag gemacht hätten von Ihrem damaligen Zustand zum Heute und Jetzt mit dem »Schwimmreifen«, den kleinen Wehwehchen, dem Kopfweh, der schlechten Haut, dem Bluthochdruck, den Gelenkschmerzen oder was es eben in Ihrem besonderen Fall ist – wären Sie dann entsetzt »aus dem Wasser gesprungen« und hätten etwas dagegen unternommen?

Wären Sie vor 10, 15 oder 20 Jahren schockiert gewesen, dass Sie es als normal empfinden, wie es Ihnen heute geht und wie Sie heute aussehen?

Natürlich schauen wir nicht alle 15 Jahre lang gleich aus, und Altern ist ein natürlicher Prozess – nur hat Altern nichts oder wenig mit den Beschwerden zu tun, die wir heute für selbstverständlich nehmen.

Seien Sie kein Frosch! Dieses Buch ist Ihre Chance, etwas zu ändern. Und nebenbei können Sie sich auch wieder in der Badehose sehen lassen.

## Warum Diäten nicht funktionieren

Es gibt mehrere Gründe, warum Diäten nie funktionieren.

● *Diäten sind kurzfristig.* Der Definition nach ist eine Diät etwas, das man nur für einen bestimmen Zeitraum macht. Nach mehr oder weniger erfolgreichem Ende der Diät kehrt man dann wieder zu seinen alten Gewohnheiten zurück. Aber diese alten Gewohnheiten haben Sie ja dorthin gebracht, wo Sie heute stehen. Und dort wollen Sie ja nicht sein! Selbst wenn eine Diät also insofern erfolgreich war, als Sie jetzt endlich so dünn sind, wie Sie es sein wollen – wenn Sie langfristig nichts ändern, werden Sie in kürzester Zeit wieder dort sein, wo Sie angefangen haben. Es bedarf also einer echten Ernährungsumstellung, die es Ihnen ermöglicht, Ihre Gewohnheiten für immer umzustellen.

● *Sich gesund und schön hungern.* Es ist absurd, zu glauben, dass Ihr Körper alles gespeichert hat, was er dazu braucht, um aus Ihnen einen vitalen, »dünnen« Menschen mit zum Beispiel glänzenden Haaren und glatter Haut zu machen. Ihr Körper geht sehr effizient mit dem um, was Sie ihm geben. Vor allem Energie (also Kalorien) kann er besonders gut speichern, denn die haben wir in der Steinzeit für Zeiten gebraucht, in denen es weniger gab. Aber er speichert Energie eben nur als Fett. Man hört oft, dass »Fett sich in Muskeln umwandeln muss«, was völlig absurd ist. Wenn Sie abnehmen, baut der Körper Fett ab (dazu braucht er Vitamine und Mineralien), und wenn Sie gleichzeitig Sport betreiben, vielleicht auch Muskeln auf (dazu braucht er noch mehr Vitamine und Mineralien und vor allem Eiweiß). Der Körper kann aber kein Fett in Eiweiß umwandeln. Für schöne Haare und glatte Haut benötigen Sie (Sie haben es erraten!) Vitamine und Mineralien, Eiweiß und vor allem die wichtigen essenziellen Fette. Diese sind übrigens in Ihrem Fettgewebe nicht gespeichert. Genauso wenig wie Vitamine, Mineralien oder Eiweiß.

In der Steinzeit ging es nicht darum, sich möglichst schön und vital zu hungern und dabei glänzendes Haar und schöne Fingernägel zu haben, sondern nur ums nackte Überleben. Es ging darum, nicht zu verhungern, wenn der Winter mal wieder zu lang gedauert oder die Jagd nicht geklappt hat. Und für diese Notfälle hatte der Körper eine gewisse Reserve, aber eben nur dafür.

Um Ihr Wunschgewicht zu erreichen und gleichzeitig Ihr Wohlbefinden zu verbessern, brauchen Sie hochwertige Nahrungsmittel voller Vitamine, Mineralien, Eiweiß und guter Fette. Um möglichst effektiv abzunehmen, sollten Sie Ihren Körper mit dem Besten verwöhnen, das Sie finden können. Sie müssen essen, um abzunehmen, nicht hungern.

● *Der Jo-Jo-Effekt oder Drei Schritte zu einem verwirrten Stoffwechsel.* Zurück zur Steinzeit. Sie sind ein Steinzeitmensch, und der Winter dauert wieder einmal länger als erwartet und die Vorräte gehen zur Neige. Glücklicherweise haben Sie sich im letzten Sommer ein kleines Fettpolster zulegen können, auf das der Körper jetzt zurückgreifen kann. Aber der Körper tut noch mehr: Er reduziert Ihren Grundumsatz* und beginnt zu »sparen«. Er verbraucht weniger, und jede überflüssige Kalorie, die er finden kann (wenn Sie doch mal ein Mammut erlegen und sich satt essen können), wird sofort gespeichert. Wenn der Frühling kommt und es endlich wieder genug zu essen gibt, baut Ihr Körper vor: Er sorgt dafür, dass Sie großen Hunger haben (dafür gibt es ein spezielles Hormon), speichert weiter jede überschüssige Kalorie und legt einen Vorrat für zukünftige harte Winter an.

Sie sehen bestimmt schon, worauf das hinausläuft: Jedes Mal, wenn Sie auf Diät gehen, glaubt Ihr »Steinzeit-Körper«, dass eine Hungersnot herrscht, und beginnt zu sparen. Er verbraucht weniger Energie, was nicht nur dazu führt, dass Sie kaum Fett verbrennen, sondern Sie auch müde macht. Wenn die Diät dann beendet (oder frustriert abgebrochen) wird, spei-

---

\* Grundumsatz = Energieverbrauch im Ruhezustand, ohne andere Aktivitäten.

## Drei Schritte zu einem verwirrten Stoffwechsel

| Sie essen genug, um nicht zu- oder abzunehmen. | **1.** Sie essen weniger und nehmen ab (anfangs ...). | **2.** Ihr Körper glaubt, es herrscht eine Hungersnot, und »spart«. Sie nehmen nicht weiter ab. | **3.** Nach Ende der Diät essen Sie wieder normal – Ihr Körper »spart« aber weiter. |

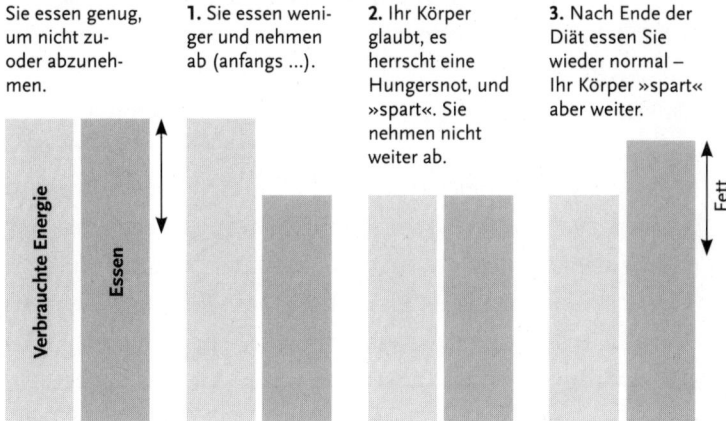

chert Ihr Körper weiter. Sie verbrauchen also nach dem Ende Ihrer Diät weiterhin weniger Energie (= Kalorien), als Sie vorher verbrannt haben (zusätzlich sind Sie auch noch hungriger als vorher). Aber da Sie ja jetzt wieder »normal« essen, wird der Überschuss sofort in Fett umgewandelt.

Schätzungen zufolge »spart« der Körper übrigens bis zu acht Wochen nach Ende einer Diät. Das ist der berühmte Jo-Jo-Effekt, und deshalb nehmen die meisten von uns nach einer Diät auch mehr zu, als sie vorher abgenommen haben. Diäten funktionieren nicht!

Was damit auch klar sein muss: Bei der Walleczek-Methode ist hungern streng verboten! Denn damit geben Sie Ihrem Körper nur das Signal, dass er sparen soll – und wir wollen ja erreichen, dass Sie mehr Fett verbrennen und mehr Energie haben und nicht immer weniger. Also: Nie hungern, nie hungrig vom Tisch aufstehen, keine Mahlzeiten auslassen, essen, bis man satt, aber nicht »voll« ist.

### Womit können Sie bei der Walleczek-Methode rechnen?

Im Schnitt können Sie damit rechnen, dass Sie pro Woche zwischen einem halben Kilo und einem Kilo abnehmen. Wenn Ihr Ausgangsgewicht weit über einem BMI von 30 liegt (siehe Seite 15), dann werden Sie am Anfang wahrscheinlich wesentlich schneller abnehmen. Ein bis drei Kilo pro Woche sind da keine Seltenheit. Aber Achtung: Wenn Ihr BMI über 30 liegt, dann fragen Sie auf jeden Fall Ihren Arzt, bevor Sie eine größere Ernährungsumstellung beginnen.

Es kann auch sein, dass Sie anfangs mehr abnehmen. Man bekommt dann immer zu hören: das war ja »nur Wasser«. Das stimmt auch. Aber es gibt zwei verschiedene »Arten« von Wasser, das man verlieren kann.

Zucker ist im Körper an Wasser gebunden, und wenn dieser Zucker verbraucht wird, wird dieses Wasser freigesetzt. Wenn Sie jetzt also eine Crash-Diät machen oder zum Beispiel nur Eiweiß essen, dann wird der Körper alle seine Zuckerreserven aufbrauchen, und das Wasser wird ausgeschieden. Da verliert man schnell mal in ein oder zwei Tagen ein paar Kilo – aber wenn man dann wieder normal isst und die Speicher wieder aufgefüllt werden, sind die Kilos natürlich genauso schnell wieder drauf. Bei der Walleczek-Methode werden diese Speicher aber nie leer, der vorgetäuschte Gewichtsverlust fällt also weg. Wenn Sie dabei Wasser verlieren, dann kann das zum

**Beispiel:** Herr M., 23 Jahre, kam mit einem Gewicht von 150 Kilogramm in meine Ernährungspraxis. Nach der Umstellung seiner Ernährung nach meinen Ratschlägen hat er sein Gewicht innerhalb von zwölf Monaten um ganze 61 Kilo reduziert – auf jetzt gesunde 89 Kilogramm.

Beispiel Wasser sein, das durch eine Entzündung – etwa durch Allergien oder dadurch verursacht, dass Sie zu viel Zucker essen – in Ihrem Körper im Gewebe gespeichert ist. Das ist Wasser, das einen überschüssigen Ballast darstellt, und da sind wir froh, wenn Sie es nicht weiter herumschleppen müssen – und es bleibt auch langfristig weg, bedeutet also einen echten Gewichtsverlust.

## Sind Sie auch ein schlechter Mensch?

Haben Sie schon mal eine Diät angefangen und dann mehr oder weniger erfolglos abgebrochen? Haben Sie sich schon mal vorgenommen, gesünder zu leben, und es dann nicht »durchgezogen«? Haben Sie sich dann schlecht gefühlt, weil Sie gesündigt haben? Ich glaube, wenn Sie dieses Buch lesen, ist es Ihnen mit Sicherheit schon einmal so ergangen. Und jeder von uns fühlt sich deswegen schuldig. Essen ist nicht nur die Aufnahme von wichtigen Nährstoffen, die unser Körper braucht, sondern auch eine sehr soziale und emotionale Sache.

Wenn wir als Baby von unserer Mutter gestillt werden, dann fühlen wir uns geborgen, erfahren Liebe und das Gefühl von Sicherheit, während wir Nahrung aufnehmen. Muttermilch ist, nebenbei bemerkt, recht süß, viel süßer als Kuhmilch, was vielleicht auch ein Grund sein könnte, warum Süßes so oft die Nahrung ist, nach der wir uns sehnen, wenn es uns schlecht geht. Ein anderer Grund ist der, dass Zucker uns hilft, das »Glückshormon« Serotonin ins Hirn zu befördern – leider hebt er aber nicht den körpereigenen Serotoninspiegel, weshalb die Wirkung auch nur kurzfristig ist.

Essen assoziieren wir mit Feiertagen wie Weihnachten und Geburtstag, das heißt, es ist untrennbar mit unserem Familien- und Sozialleben verbunden. Auf der anderen Seite wird uns ständig gesagt, dass wir uns gesünder ernähren müssen, dass wir fitter, dünner (außerdem jünger und schöner) zu sein haben und wie viel das nicht alles mit Ernährung zu tun hätte. Hat es auch! Was aber nichts daran ändert, dass Essen Genuss und Gemütlichkeit, Liebe und Geborgenheit, Entspannung nach Stress und vieles mehr bedeutet.

Daher versuchen wir, diszipliniert zu leben, »vernünftig« zu essen und nur möglichst selten zu »sündigen« – völlig falsch! Denn das führt dazu, dass wir das »richtige«, also gesunde Essen als Bestrafung sehen und das »falsche«, weil ungesunde Essen als eine Belohnung, die wir uns nur selten gönnen. Um uns dann schuldig zu fühlen, wenn wir es doch tun, anstatt es richtig zu genießen. Dabei sollte jedes Essen Genuss sein!

Man sollte nur essen, was auch Spaß macht und schmeckt, und Genuss sollte immer ein wichtiger Bestandteil der Mahlzeit sein. Wir müssen davon wegkommen, dass wir uns schuldig fühlen, wenn wir »sündigen«, und dass es Disziplin braucht, um gesund zu leben.

Gesundes Essen schmeckt herrlich und tut gut. Wenn das nicht so wäre, würde ich es nicht anrühren. Denn mein Leben ist mir zu kostbar und zu kurz, als dass ich es darauf verschwenden würde, etwas zu essen, was nicht schmeckt. Ich weiß nicht, woher der Irrglaube kommt, dass gesundes Essen nicht oder schlecht schmeckt, denn jeder Einzelne, mit dem ich bisher gearbeitet habe, war positiv überrascht, dass die neue Ernährung so gut schmeckt.

Was mir allerdings auffällt: Viele Menschen können nicht kochen, nicht einmal ganz einfache Dinge – und dann schmeckt natürlich alles, außer vielleicht Wurstbrot, Nudeln mit Fertigsauce und Tiefkühlpizza, schlecht. Und wen wundert's dann, wenn das genau das ist, was die meisten ständig essen?*

Ich werde oft gefragt: »Isst du nie etwas Falsches«? Die Antwort: Natürlich tue ich das! Aber der wichtigste Unterschied: Ich finde es nicht »falsch«, und ich fühle mich deswegen nicht schuldig. Denn erstens habe ich ein natürliches Bedürfnis nach gesundem Essen, das mir guttut (und dieses Bedürfnis werden auch Sie bekommen, wenn Sie sich ein paar Wochen nach der Walleczek-Methode ernähren), und zweitens gehören auch Weihnachtskekse, Schokoladenmousse (mmmmh, Scho-

---

* Die Rezepte in diesem Buch sind extra so gewählt, dass auch absolute »Nicht-Köche« damit fertig werden sollten. Sofern Sie es schaffen, Gemüse klein zu schneiden und in einer Pfanne anzubraten, ohne alles zu verbrennen, sind Sie gut gerüstet.

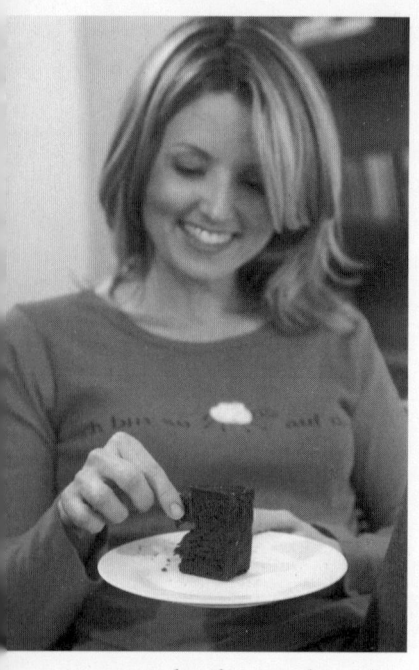

kolade!) und die Geburtstagstorte hin und wieder dazu. Aber eben ohne sich schuldig zu fühlen. Denn das sind keine »falschen« Dinge oder »Sünden«, sondern das ist eben einfach etwas anderes, das genauso dazugehört wie mein Müsli in der Früh oder ein knackiger Salat.

In diesem Buch werden Sie lernen, sich an ein Körpergefühl heranzutasten, bei dem Sie ein natürliches Bedürfnis nach den richtigen Sachen entwickeln, bei dem Sie lernen, in sich hineinzuhören und Ihrem Gefühl zu trauen, bei dem Sie Dinge essen können, die Ihnen schmecken, und noch dazu so viel davon, wie Sie möchten. Aber im Moment sind Sie vielleicht noch recht weit von diesem Gefühl entfernt. Und wie ein guter Sportler lernt, ein Gefühl für sein Sportgerät, die Piste oder den Berg zu bekommen, bei dem er dann später alles instinktiv richtig macht, müssen auch Sie dieses Gefühl erst erlernen. Und dafür braucht es ein bisschen Zeit und ein paar Grundregeln. Am Anfang wird Ihr Körper Ihnen vorgaukeln, dass das weiße Brot, der Kaffee mit viel Zucker, die Pizza oder der Hamburger genau das ist, was er braucht. Aber das wird er hoffentlich nur sehr kurz tun, und dann werden Sie Ihre innere Stimme wieder entdecken, die Ihnen sagt, wann Sie Hunger haben und vor allem: worauf. Und manchmal muss es dann ein Tiramisu sein; meistens wird Ihr Körper aber automatisch nach Gemüse, Obst, Nüssen, Bohnen... verlangen. Aber egal, was es ist: Es gibt keinen Grund, sich schuldig zu fühlen.

## Gute Vorsätze, unrealistische Pläne und sicheres Scheitern – die 80/20-Regel

Kennen Sie das auch? Die Feiertage sind vorbei, man hat noch ein letztes Mal zugeschlagen, und ab jetzt wird alles anders. Kein Kaffee, keine Zigaretten, kein Kuchen am Nachmittag, das Abendessen lassen Sie aus, und ins Fitnesscenter gehen Sie ab jetzt auch mindestens dreimal die Woche. Na ja, vielleicht zweimal. Und zwar für immer. Keine Ausnahmen.

Was glauben Sie, wie lange Sie das durchhalten? Die meisten von uns nicht einmal die erste Woche. Und weil Sie sich die Ziele so hoch gesteckt haben, dass es fast unmöglich ist, alle Vorgaben zu erfüllen, sind Sie natürlich frustriert. Und scheitern. Und belohnen sich jetzt erst einmal mit einer Zigarette, einem Kaffee, einem großen Stück Kuchen oder einem oder zwei Bier. Und dann gleich noch eines hinterher, weil es ja jetzt schon egal ist. Aber ab morgen (oder nächsten Montag, je nach Motivation) werden Sie es wieder brav angehen; dann aber doppelt so diszipliniert. Denn nächste Woche streichen Sie dann auch noch das Weißbrot – und ins Fitnesscenter gehen Sie ab jetzt mindestens dreimal pro Woche.

Je höher Sie sich Ihre wirklich sehr hehren Ziele stecken, desto schneller geben Sie sie alle auf, wenn Sie eines oder zwei davon nicht erreichen. Und das Einzige, was dabei immer größer wird, ist Ihr Frust (und eventuell Ihre Taille), aber sicher nicht Ihre Motivation, Disziplin oder Energie.

Wenn Sie ein Mann sind und das hier lesen und sich dabei nicht wiedererkennen, dann hilft Ihnen dieses Kapitel vielleicht ein wenig, die Frauen besser zu verstehen. Das ist eines dieser »Männer sind vom Mars, Frauen aus einem anderen Universum«-Dinge.

Solange Sie sich so hohe Ziele stecken, dass es fast unmöglich ist, diese zu erreichen, und sich vor allem vornehmen, für immer, ohne Ausnahme, bis ans Ende Ihrer Tage so diszipliniert zu sein, haben Sie das garantierte Scheitern Ihrer Pläne schon eingebaut.

Vergessen Sie nicht: Auch Geburtstage, Weihnachten, faule TV-Abende mit Chips oder Eiscreme gehören hin und wieder zum Leben dazu. Es ist toll und wichtig, dass Sie ab jetzt mehr Sport machen möchten, aber nehmen Sie sich nicht gleich vor, sieben Tage pro Woche Sport zu machen – gönnen Sie sich auch mal ein Wochenende.

Die Walleczek-Methode ist keine Diät. Sie werden also nie mehr aufhören, so zu leben, wie Sie es ab jetzt tun. Das Schöne daran: Sie werden Ihr Wunschgewicht und eine Verbesserung Ihres Wohlbefindens auch dann erreichen, wenn Sie hin und wieder Ausnahmen machen. Ich nenne das die 80/20-Regel: Machen Sie es 80 Prozent der Zeit richtig, dann können Sie 20 Prozent der Zeit tun und lassen, was Sie wollen.

**80/20-Regel:** Machen Sie es 80 Prozent der Zeit richtig, dann können Sie 20 Prozent der Zeit tun und lassen, was Sie wollen.

Acht Kilo in acht Wochen abnehmen und trotzdem jede Woche einen großen Eisbecher (mit Schlagsahne!) essen?* Oder beim gemütlichen Fernsehabend einmal pro Woche die halbe Tafel Schokolade aufessen? Hin und wieder mit den Freundinnen ausgehen und süße Cocktails trinken? Warum nicht? Gehört doch alles dazu. Und im schlimmsten Fall nehmen Sie in dieser Woche eben nichts ab – dann wissen Sie eben in der nächsten Woche, dass Sie es ein bisschen übertrieben haben, und sind ein bisschen vorsichtiger. Wie oft man sich so einen 80/20-Moment leisten darf? Das ist natürlich individuell verschieden, aber die meisten von uns dürfen sich wahrscheinlich ein- bis zweimal pro Woche einen kleinen »Ausrutscher« erlauben, ohne dass es, im wahrsten Sinne des Wortes, ins Gewicht fällt.

Der wesentliche Unterschied der Walleczek-Methode zu anderen Programmen ist, dass Sie ab jetzt die Wahl haben. Sie haben sich natürlich auch bisher vorgenommen, nur die halbe Schachtel Kekse oder nur eine Rippe Schokolade zu essen, aber das hat nie geklappt, weil der »innere Schweinehund« stärker war. Ich weiß nicht, wie oft ich von Menschen gehört habe, sie

---

* Ein wahres Beispiel aus der Praxis.

wüssten ja eigentlich, was gut für sie wäre, aber es fehle ihnen einfach an der Disziplin, es durchzuziehen.

Solange Ihr Blutzucker nicht ausgeglichen ist und Sie ständig Heißhungerattacken haben, haben Sie überhaupt keine Chance, diszipliniert zu sein. Wenn der Heißhunger einmal abgestellt ist – dazu kommen wir noch im Kapitel über den Blutzucker, keine Sorge –, dann haben Sie die Kontrolle. Sie entscheiden, ob Sie heute Schokoladenmousse essen oder eben nicht. Aber Sie essen es nicht mehr, weil Sie »nicht anders können« oder »nicht aufhören können«, sondern einfach, weil gerade ein »80/20-Moment« ist. Und den sollten Sie genießen.

## Vergessen Sie Kalorien!

Sie werden von mir nie zu hören bekommen, Sie sollten nicht mehr als 1760 oder 2120 Kalorien pro Tag essen\*, und davon nicht mehr als 30 Prozent Fett. Denn was heißt das schon? Damit kann in der Praxis niemand etwas anfangen.

Wie wäre es, wenn Sie einfach so viel essen könnten, wie Sie Lust und Laune haben, und nur von Dingen, die Ihnen schmecken? Und dabei täglich schlanker, gesünder und voller Energie würden? Das geht ganz einfach, solange Sie sich anfangs an ein paar einfache Regeln halten. Später können Sie auch die vergessen, weil sie zur Gewohnheit geworden sind, und Sie

---

\* Eigentlich heißt es Kilokalorien, aber »Kalorien« hat sich im Sprachgebrauch so durchgesetzt, dass es hier immer statt des technisch korrekten »Kilokalorien« verwendet wird.

nicht weiter darüber nachdenken müssen, weil Ihr Körper Ihnen instinktiv sagt, was er braucht.

Aber noch mal zurück zu den Kalorien. Ich möchte Ihnen wirklich ganz klarmachen, dass Sie Kalorien völlig vergessen können. Um seine Ernährung daran auszurichten, sind Kalorien meiner Meinung nach ein ziemlich unsinniges Konzept, denn Sie können nie nach der Kalorienzahl allein entscheiden, ob Sie etwas essen sollten oder nicht.

Ein Beispiel: Gehen wir davon aus, Sie wollen abnehmen, und je weniger Kalorien Sie zu sich nehmen, desto besser. Stimmt doch, oder? Also, wenn das stimmt, welches der folgenden Dinge sollten Sie dann als Zwischenmahlzeit essen?

- 1 Apfel
- 1 Scheibe Weißbrot
- 10 Haselnüsse
- 1 Dose Sardinen
- 5 Vollkorncracker

Richtig: das Weißbrot.

Äh... wie bitte? Weißbrot? Ja, denn das hat die wenigsten Kalorien von den Dingen auf dieser Liste. Es ist auch mit Abstand das Ungesündeste für Sie. Und Sie haben so gut wie keine Chance abzunehmen, wenn Sie als Mahlzeit nur ein Stück Weißbrot essen.

Ich würde Ihnen als Zwischenmahlzeit nicht einmal den Apfel allein empfehlen, sondern vielleicht Apfel und Nüsse oder die Sardinen und die Vollkorncracker. Oder wenn Sie keinen so großen Hunger haben, dann wenigstens die Haselnüsse. Ein kleines Stück Apfel dazu? Sicher, dass Sie nicht vielleicht doch den ganzen Apfel essen möchten? Greifen Sie nur zu! Kalorien können Sie in diesem Zusammenhang völlig vergessen. Vom Fett in den Nüssen reden wir später.

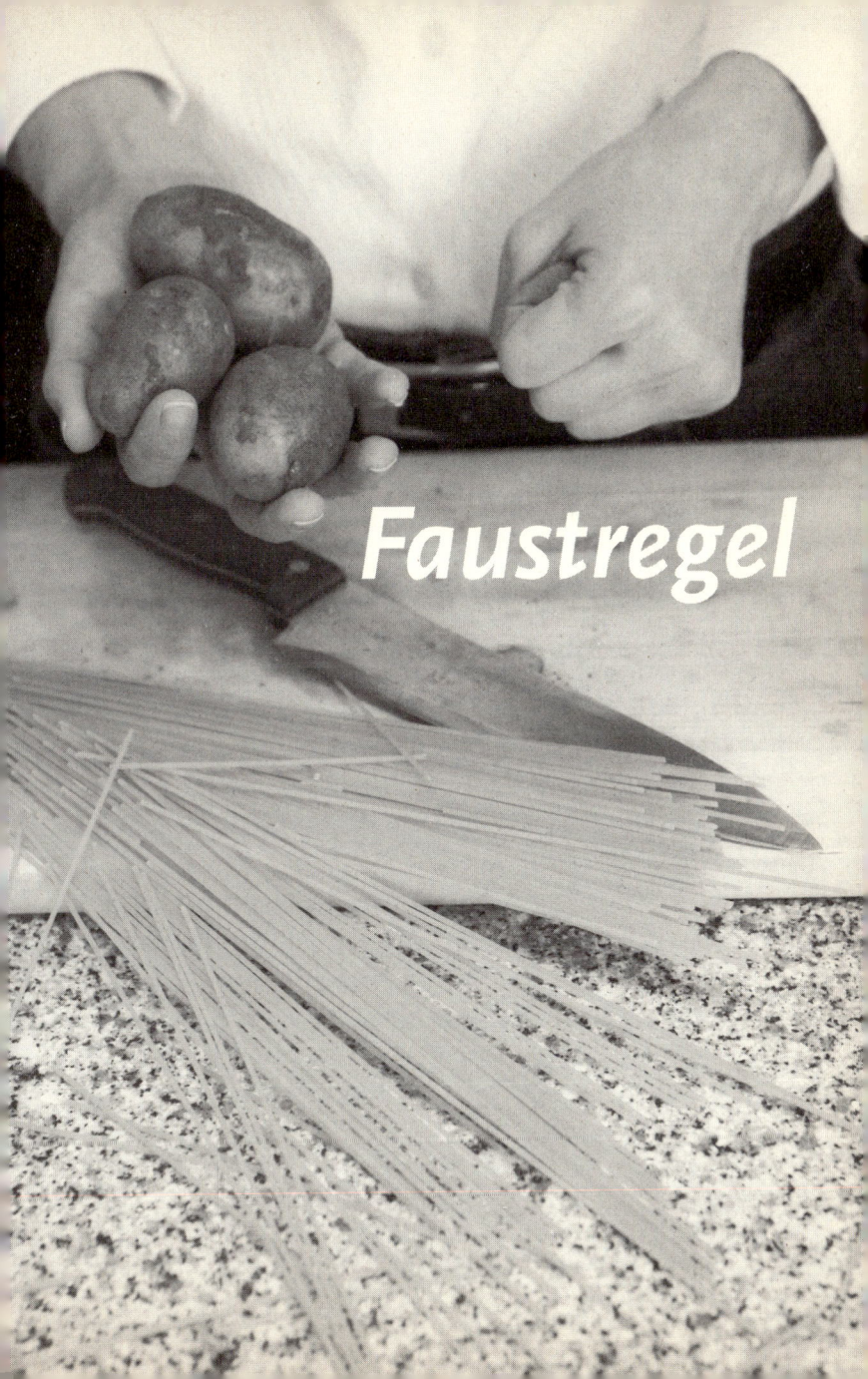

**Faustregel**

# Das Geheimnis der Blutzuckersteuerung und die »Faustregel«

## Blutzuckersteuerung

Erinnern Sie sich noch an die Badewanne (siehe Seite 16f.)? Ihr Körper ist also wie eine Badewanne, bei der jemand vergessen hat, den Abfluss zuzumachen. Ständig fließt mehr oder weniger frisches Wasser zu und ebenso viel ab.

In unserer Badewanne befindet sich aber nicht nur möglichst reines Wasser, sondern darin sind auch Vitamine, Mineralien, Fette, Aminosäuren (die Bausteine von Eiweiß; mehr dazu später) und Zucker gelöst. Hoffentlich gerade so viel, wie Ihr Körper im Moment braucht. Ein Teil wird ständig verbraucht oder ausgeschieden (fließt also ab) und durch Ernährung und Atmung hoffentlich in gleichem Tempo und gleicher Qualität wieder ersetzt.

In unserer Körper-Badewanne sind im Normalfall nur circa ein bis zwei Teelöffel Zucker gelöst. Nämlich in Ihrem Blut. Das ist Ihr BlutZUCKERspiegel. Das ist nicht viel. Das sind nur etwa 15–30 Kalorien. (Da ist es wieder, dieses Unwort! Aber versprochen, es wird kaum noch vorkommen, und ich erwähne es nur, damit Sie es auch gleich wieder vergessen können. Bitte nur noch ein bisschen Geduld.)

Jetzt stellen Sie sich vor, Sie essen zum Frühstück ein Stück Weißbrot mit Butter und Marmelade. Das hat circa 232 Kalo-

Wenn Sie eine oder mehrere der folgenden Fragen mit »ja« beantworten, dann ist dieses Kapitel besonders wichtig für Sie; je mehr Fragen Sie mit »ja« beantworten, desto wichtiger ist es speziell für Sie. Wenn Sie ganz genau herausfinden möchten, wie sehr Sie dieses Gebiet betrifft, dann füllen Sie auf www.diewalleczekmethode.com einen detaillierten Fragebogen aus, und lassen Sie sich einen persönlichen Ernährungsfahrplan erstellen.

- Brauchen Sie etwas, um morgens in Gang zu kommen, wie Tee, Kaffee, eine Zigarette oder etwas Süßes (z. B. Cornflakes oder Weißbrot)?

- Haben Sie mehrmals am Tag Verlangen nach schwarzem Tee, Kaffee oder Cola/gesüßten Getränken?

- Müssen Sie oft eine Kleinigkeit essen, um Ihre Energie wieder in Schwung zu bringen?

- Bekommen Sie Kopfweh, werden Sie gereizt oder wird Ihnen schwindelig, wenn Sie sechs Stunden nichts essen?

- Haben Sie generell wenig Energie oder sind oft müde?

- Haben Sie in letzter Zeit ein Absinken Ihrer Energie bemerkt?

- Haben Sie das Gefühl, mehr als acht Stunden Schlaf zu brauchen?

- Haben Sie Verlangen nach etwas Süßem nach einer Mahlzeit?

- Sind Sie in der Früh, wenn Sie aufwachen, müde oder abgeschlafft, sogar wenn Sie »gut« geschlafen haben?

rien. Die Kalorien sind uns weiterhin völlig egal. Worum es geht, ist die Tatsache, dass diese Kalorien entweder schon Zucker sind (in der Marmelade) oder extrem schnell zu Zucker umgewandelt werden können (das Weißbrot). Und statt eines stetigen Zuflusses von ein bisschen Zucker hier und da, damit der Blutzuckerspiegel ungefähr konstant bleibt, kommt plötzlich die zehnfache Menge daher.

Im Blut kann der Zucker nicht bleiben. Das bringt unser schönes Gleichgewicht durcheinander und verklebt außerdem alles (im wahrsten Sinne des Wortes, wie Sie später sehen werden). Der Zucker muss also schnellstens aus dem Blut. Das gelingt Diabetikern übrigens nicht mehr, und das ist der Grund, warum sie blind werden oder Nierenversagen bekommen können und außerdem ein erhöhtes Risiko für Herzinfarkt und Gehirnschlag haben. So gefährlich ist Zucker im Blut. Also weg damit, ab in die Zellen! Denn erst in der Zelle kann aus dem Zucker die Energie gemacht werden, die wir so dringend benötigen.

Damit der Blutzucker also nicht zu hoch steigt, beginnt der Körper (genauer gesagt: die Bauchspeicheldrüse) Insulin auszuschütten. Insulin ist ein Hormon, das die Zellen »aufschließt«. Es tut nichts anderes, als der Zelle zu signalisieren, dass sie Zucker hereinlassen soll. Es funktioniert also wie ein Schlüssel, der die Zelle aufschließt.

Wie schon erwähnt, ist Zucker so gefährlich im Blut, dass der Körper versucht, ihn möglichst schnell in die Zellen zu packen, wo er keinen Schaden mehr anrichten kann. Unser Körper geht mit Extremen aber nicht besonders gut um. Und wenn dann plötzlich so viel und so schnell verdauter Zucker daherkommt, dann schüttet die Bauchspeicheldrüse eben sehr viel Insulin aus, um möglichst viel Zucker möglichst schnell aus dem Blut zu bekommen und zu verhindern, dass der Blutzucker zu hoch steigt. Dabei schießt die Bauchspeicheldrüse ganz gerne über ihr Ziel. Damit kann dann mehr Zucker in die Zellen abgeschoben werden, als gerade notwendig wäre.

Bevor der Körper den Abfall des Blutzuckers bremsen kann, sinkt dieser jetzt unter den Bereich, bei dem wir uns wohl fühlen. Vor allem unser Gehirn, das nur von Zucker lebt, mag das gar nicht. Uns wird schwindelig, wir fangen an zu schwitzen, werden gereizt und aggressiv und bekommen unglaublichen Heißhunger. Natürlich auf etwas Süßes. Es ist in dieser Situation völlig normal, nach etwas zu greifen, das wieder entweder aus Zucker besteht oder schnell in Zucker umgewandelt werden kann (oder den Blutzucker sonst irgendwie nach oben jagt; mehr dazu später), denn wir wollen dieser unangenehmen und sehr stressigen Situation ja schnellstmöglich entkommen. Und der ganze Kreislauf geht von vorne los. Ich nenne das die Blutzuckerachterbahn (siehe Grafik Seite 48). Es ist sehr schwer, von dieser Achterbahn runterzukommen, wenn sie einmal im Laufen ist. Das ist auch der Grund, warum es so wichtig ist, zu frühstücken.

Achterbahnen können doch auch ganz lustig sein. Wo liegt also das Problem, und was hat das Ganze damit zu tun, dass Sie zu dick sind?

Das Problem ist folgendes: Solange Sie viel Insulin im Blut haben, verbrennen Sie kein Körperfett. Sie sollten aber einen

## Die Blutzuckerachterbahn

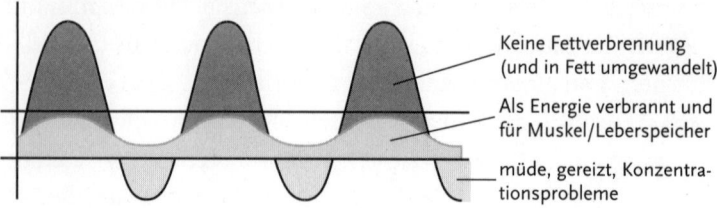

Keine Fettverbrennung (und in Fett umgewandelt)

Als Energie verbrannt und für Muskel/Leberspeicher

müde, gereizt, Konzentrationsprobleme

beträchtlichen Teil Ihrer täglichen Energie als Fett verbrennen. Solange Ihr Insulinspiegel so hoch ist, tun Sie das nicht. Außerdem können die Zellen nur eine begrenzte Menge Zucker aufnehmen. Wenn die Zellen dann genug davon haben, wird der Überschuss auch noch in Fett umgewandelt. Wenn Ihr Blutzucker dann aber zu tief fällt (in der Fachsprache: reaktive Hypoglykämie), werden Sie launisch, gereizt, müde und gestresst.

Mit anderen Worten: Die Blutzuckerachterbahn führt dazu, dass Sie zunächst kein oder kaum Fett verbrennen, den überschüssigen Zucker in Fett umwandeln und damit immer dicker und dicker, dann aber auch noch immer müder, gereizter, launischer und gestresster werden. Klingt das nach Ihnen? Ach ja, und nebenbei bringt das Ganze auch noch Ihren Hormonhaushalt durcheinander, was neben trockener Haut, schuppigen Haaren, Entzündungen, Regelbeschwerden noch eine ganze Reihe anderer unangenehmer Nebenerscheinungen haben kann bis hin zu einem erhöhten Herzinfarktrisiko.

Oft kommen Menschen zu mir, die mir sagen, sie wüssten, was eigentlich gesund für sie wäre, sie hätten nur einfach nicht die Disziplin, es durchzuziehen. Meine Antwort: Solange Sie auf der Blutzuckerachterbahn sind, haben Sie überhaupt keine Chance, »diszipliniert« zu sein. Wer am unteren Ende der Achterbahn, also »unterzuckert« ist, ist wie ein Drogenabhängiger auf Entzug. Dem können Sie erklären, dass Drogen nicht gut für ihn sind, bis Ihnen der Mund fusselig wird, das wird nichts nützen. Deshalb scheitern auch so viele an ihren guten Vorsätzen. Denn solange Sie Ihren Blutzucker nicht im Griff und ständig Heißhunger und Gier nach Süßem haben, braucht es fast einen Übermenschen, um den Versuchungen zu widerstehen. Und das sind die Wenigsten von uns.

Wie bekommt man den Blutzuckerspiegel also in den Griff? Dazu sollten wir uns zuerst einmal ansehen, was den Blutzucker stark und schnell ansteigen lässt:

- Zucker
- stärkehaltige Kohlenhydrate
- Obst und Fruchtsäfte
- Koffein
- Nikotin
- Stress
- Alkohol
- bestimmte Medikamente und Drogen (z. B. Cannabis)

**Zucker**

In jeder Form – ob weißer Zucker, brauner Zucker, Rohrohrzucker, Honig, Agavendicksaft, Vollzucker oder Ahornsirup, ist für den Blutzuckerspiegel fast egal. Wenn Zucker konzentriert und isoliert ist, also nicht mehr in der natürlichen Form im Vollkorngetreide oder in der Frucht vorkommt, jagt er Ihren Blutzucker nach oben. Fruchtzucker reagiert im Körper zwar ein bisschen anders, aber wenn er isoliert und als reines »weißes Pulver« vorkommt, dann bringt er seine eigenen Probleme mit sich.

Natürlich gehören in diese Gruppe auch alle Produkte, die gezuckert sind und viel Zucker enthalten: Limonaden, Eistee, Cola, Kekse, Kuchen, Eiscreme… Gewöhnen Sie sich an, immer die Etiketten zu lesen, bevor Sie etwas Neues essen. Darauf sind die Zutaten in der Reihenfolge ihrer Menge angegeben. Wenn Zucker ziemlich weit vorne vorkommt, dann ist er ein Hauptbestandteil. Und noch etwas: Da viele Konsumenten Produkte vermeiden, die viel Zucker enthalten, verwenden die Hersteller manchmal einen kleinen Trick und listen Zucker unter verschiedenen Namen auf. Damit kommt er dann erst später vor, aber eben unter drei oder vier verschiedenen Namen: Maltose, Dextrose, Zucker, Kristallzucker, Haushaltszucker, getrockneter Glucosesirup, Fructosesirup, Traubenzucker, Traubenfruchtsüße, Rübenzucker, Rohrzucker, Rohrohrzucker, Sucrose, Saccharose, Laktose, Invertzuckersirup oder Maltodextrin sind nur einige der Namen, hinter denen sich Zucker versteckt.

## Stärkehaltige Kohlenhydrate

Dazu gehören alle **Getreide und Getreideprodukte**, also Mehl, Reis, Nudeln, Brot, Getreideflocken und Frühstücksflakes, Hirse, Polenta, Gries, Bulgur, Couscous, Grünkern, Kamut etc., aber auch Knödel in jeder Form. Meistens gilt: Je »weißer« und

»raffinierter« etwas ist, also je mehr Weißmehl statt Vollkorn-mehl etwas enthält – zum Beispiel weißer Reis statt ungeschäl-tem Reis –, desto schneller lässt es den Blutzucker ansteigen.

*Stärkehaltige Gemüse* sind Kartoffeln, Rüben, Mais, Süßkar-toffeln, Pastinaken, Topinambur (oder Jerusalem-Artischo-cken), Cassava (Maniok, Yuka), Yams, Kochbananen und Ähn-liches.

## Obst und Fruchtsäfte

Halt! Moment mal! Wie bitte? Aber die sind ja so gesund, oder? Natürlich! Sind Sie auch. Aber Sie lassen den Blutzucker trotz-dem relativ schnell ansteigen, und man darf sie daher nicht unterschätzen. Vor allem die Fruchtsäfte darf man nicht unter-schätzen, denn sie enthalten sehr viel und sehr konzentrierten Zucker. Auch wenn sie gar nicht gezuckert sind.

Wenn Sie ein Stück Obst, zum Beispiel eine Orange, essen, dann müssen Sie diese zuerst kauen, dann muss das Ganze inklusive der Zellwände und Ballaststoffe verdaut werden... und so dauert es eben ein bisschen, bis der Zucker ins Blut gelangt. Wie viele Orangen würden Sie normalerweise zu einer Mahlzeit maximal auf einmal essen? Wahrscheinlich maximal ein bis zwei. Aber in einem Glas ist schnell einmal der Saft von vier oder fünf Orangen, und der Entsafter hat uns die ganze Verdauungsarbeit abgenommen. Also kommt der Zucker nicht nur viel schneller ins Blut, sondern auch noch viel mehr da-von. Und ab geht die Achterbahn...

Auch Obst selbst enthält relativ viel, recht leicht verdau-lichen Zucker. Und damit kann man nicht grenzenlos viel Obst

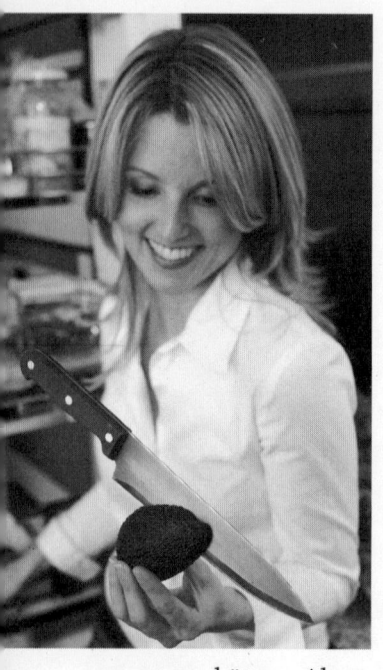

essen, ohne damit eine beträchtliche Wirkung auf den Blutzuckerspiegel auszulösen. Als Faustregel gilt: Essen Sie zu einer Mahlzeit nur so viel Obst, wie Sie in einer Hand gut halten können. Also zum Beispiel einen großen Apfel oder zwei kleinere. Oder zwei bis drei Mandarinen oder eine Hand voll Trauben usw. Wer's ganz genau wissen will, kann auch unter »Für Fortgeschrittene: Glykämische Last« (siehe Seite 65ff.) nachsehen, aber das ist schon etwas für sehr Fortgeschrittene.

Für Trockenobst gilt die Regel: Zu einer Mahlzeit können Sie so viel essen, wie Sie auch vom frischen Obst gegessen hätten. Also zum Beispiel drei bis vier Aprikosen oder Pflaumen, maximal 20–30 Rosinen, eine getrocknete Banane etc. Das klingt wenig, man darf aber auch hier die konzentrierte Süße der getrockneten Früchte nicht unterschätzen.

### Koffein

Es gibt Studien, die zeigen, dass Kaffee beim Abnehmen hilft. Er kann auch eine vorbeugende Wirkung bei Diabetes haben. Das Gute am Kaffee ist aber nicht das Koffein, sondern die anderen Substanzen, zum Beispiel Bitterstoffe, darin. Koffein kann dazu beitragen, den Blutzucker zu destabilisieren. Das tut Koffein allein, auch wenn das Getränk gar keinen Zucker enthält.

Koffein sorgt dafür, dass mehr Adrenalin im Umlauf bleibt, was uns wach hält. Adrenalin ist eines unserer Stresshormone, und wenn es vermehrt »herumschwirrt«, signalisiert es damit dem Körper »Stress«. Auf Stress kennt unser Körper (der leider noch immer für die Steinzeit gebaut ist) nur eine Reaktion: Flucht oder Kampf. Was braucht man, wenn man kämpfen oder flüchten will? – Energie. Die muss bei einer stressigen Situation möglichst schnell bereitgestellt werden. Daher erhöht Koffein, unabhängig davon, wie hoch der Blutzuckerspiegel bereits ist, den Blutzucker weiter. Wir haben einen gewissen Zuckerspeicher in der Leber, aber der ist nicht groß. Wenn dieser erschöpft ist, brauchen wir mehr Zucker, um den Blutzucker zu erhöhen. Aber woher soll das denn die Leber nehmen (denn die ist dafür zuständig)? Nicht aus der Verdauung, denn das dauert zu lange und wir sind jetzt »im Stress«. Leider auch nicht aus Fett. Bei Stress wird daher Eiweiß, meist aus Muskeln, die wir gerade nicht verwenden, abgebaut und in Zucker umgewandelt.

Sie sitzen also im Büro, haben nicht gefrühstückt, trinken Ihren Kaffee (ohne Zucker, versteht sich), und Ihr Chef stresst Sie. Während Sie so dasitzen, das Koffein durch Ihre Adern fließt und Sie sich ärgern, wandeln Sie Muskeln, die Sie gerade nicht verwenden (zur Auswahl stehen fast alle, denn Sie sitzen ja nur herum) in Zucker um, der dann ins Blut abgegeben wird. Wie wir wissen, darf der Zucker nicht im Blut bleiben; also wird Insulin ausgeschüttet und der Zucker weggepackt –

und in Fett umgewandelt. Und obwohl Sie nicht gefrühstückt und Ihren Kaffee extra ohne Zucker getrunken haben, werden Sie davon fetter*. Und vor allem: Sie sind schon wieder auf der Achterbahn!

Es gibt aber noch eine schlechte Nachricht: Koffein macht Ihre Zellen auch noch unempfindlicher auf Insulin. Das heißt, dass immer mehr Insulin ausgeschüttet werden muss, um den Zucker wegzupacken, und viel Insulin im Blut verhindert, wie wir wissen, den Fettabbau.

Soll man dann überhaupt kein Koffein trinken? Viele von uns vertragen ein bis maximal drei Tassen pro Tag ganz gut, andere reagieren viel empfindlicher und werden regelrecht abhängig davon. Wenn Sie Schwierigkeiten haben, Ihren Blutzucker zu stabilisieren, dann wäre es sicher hilfreich auszuprobieren, ob es ohne Koffein besser geht. Viele Menschen sind übrigens nach ein paar Wochen ohne Koffein deutlich wacher, schlafen besser und stehen leichter auf als früher.

### Koffeinfreier Kaffee

Koffeinfreier Kaffee ist leider auch keine gute Lösung, denn Kaffee enthält neben Koffein noch zwei andere aufputschende Wirkstoffe (sind auch in Kakao und Schokolade enthalten), und diese werden beim Entkoffeinieren nicht entfernt. Außerdem wurde in Studien gezeigt, dass koffeinfreier (aber nicht koffeinhaltiger!) Kaffee Cholesterin und Triglyceride ansteigen

---

* Sie werden davon nicht »dicker«, sondern nur »fetter«, denn Muskeln wiegen mehr als Fett, und wenn Muskeln in Fett umgewandelt werden, werden Sie zwar »fetter«, aber eben nicht »schwerer«.

| Produkt | Koffein |
|---|---|
| Coca-Cola Classic (0,3 l) | 33 mg |
| Diet Coke (0,3 l) | 33 mg |
| Cola, allgemein (0,3 l) | 33–115 mg |
| Red Bull (250 ml) | 80 mg |
| heiße Schokolade (1 Tasse) | 10 mg |
| Kaffee, löslich (1 Tasse) | 60–100 mg |
| Espresso, Cappuccino (einfach) | 50–60 mg |
| Filterkaffee (1 Tasse) | 80–120 mg |
| Schwarzer Tee (1 Tasse) | 15–50 mg |
| Grüner Tee (1 Tasse) | 20–50 mg |
| Schokoladekuchen (1 Stück) | 20–30 mg |
| Zartbitterschokolade (30 g) | 3–25 mg |
| Milchschokolade (30 g) | 3–25 mg |

lassen kann. Trotzdem ist koffeinfreier Kaffee eventuell eine gute Möglichkeit, sich langsam vom Kaffee zu entwöhnen und dabei Entzugserscheinungen wie Kopfweh oder schlechte Laune zu mildern, indem man zum Beispiel den Kaffee halb mit Koffein, halb koffeinfrei trinkt.

Wer vielleicht gar nicht so sehr das Koffein, sondern vielmehr das »Mundgefühl« von Kaffee nicht missen möchte, kann Getreidekaffees probieren. Sie schmecken oft ein wenig süßer als echter Kaffee, enthalten aber kein Koffein.

## Nikotin

Dass Zigaretten ungesund sind, ist wahrscheinlich nichts Neues für Sie. Sie gelten aber auch als appetithemmend, und es ist wahr, dass viele Menschen ein wenig zunehmen (im Schnitt übrigens weniger als zweieinhalb Kilogramm), wenn sie aufhören zu rauchen. Dadurch, dass Rauchen aber auch Giftstoffe in den Körper bringt, sind Zigaretten vor allem aber auch eines: Stress. Und dafür wird, wie wir wissen, der Blutzucker erhöht, Insulin ausgeschüttet, und los geht die Achterbahn ...

## Stress

Ob es sich um einen Säbelzahntiger oder Ihren Chef handelt, ist Ihrer Leber egal. Sie wird trotzdem alles tun, um Ihren Blutzucker auf Flucht oder Kampf vorzubereiten. Wichtig bei uns Menschen sind aber nicht nur die äußeren Umstände, sondern auch, wie wir damit umgehen, ob wir uns »stressen lassen«. Sie werden sehen, dass eine genaue Blutzuckersteuerung sehr dazu beitragen kann, den erlebten Stress dramatisch zu reduzieren (und umso weniger Sie sich gestresst fühlen, desto einfacher wird die Blutzuckersteuerung und damit das Abnehmen, und desto ausgeglichener werden Sie sich fühlen – was wiederum den erlebten Stress positiv beeinflusst. Das ist ein Kreislauf, der immer besser wird). Entspannende Hobbys wie Spaziergänge, Meditation, Yoga, aber auch Aktivitäten mit Freunden und der Familie können dabei hilfreich sein. Mehr Information und Ideen für Entspannungsübungen finden Sie auf www.diewalleczekmethode.com

## Alkohol

Alkohol hat eine doppelte Funktion: Er besteht erstens aus »leeren Kalorien« (das Wort werden wir beim Zucker noch genauer kennenlernen; siehe Seite 85) und hat davon fast so viel wie Fett. Zweitens ist Alkohol auch noch ein Gift, und eine giftige Substanz stresst unseren Körper – und so reagiert Ihr Körper mit einer Erhöhung des Blutzuckers.

Ihre Leber würde alles tun, um Alkohol von Ihrem Gehirn fernzuhalten, denn wie wir wissen, ist Alkohol so giftig fürs Gehirn, dass er Gehirnzellen zerstören kann. Bedenken Sie also: Wenn Sie den Alkohol schon »spüren«, dann haben Sie die Entgiftungskapazität Ihrer Leber bereits überschritten.

Heißt das, Sie dürfen nie wieder Alkohol trinken? Natürlich nicht. Überraschenderweise wurde sogar nachgewiesen, dass ein wenig Alkohol (eine Einheit pro Tag, also ein Achtel Liter Wein, ein drittel Liter Bier oder zwei Zentiliter Schnaps) gesünder ist, als gar keinen Alkohol zu trinken. Das Geheimnis liegt dabei in der Routine: Dafür müssen Sie jeden oder fast jeden Tag »ein Gläschen« trinken und Ihre Tagesmenge nie überschreiten. Es ist aber noch ungeklärt, ob wirklich der Alkohol so gesund ist oder ob Menschen, die so diszipliniert sind und mit einer so gleichmäßigen Routine leben, dass sie jeden Tag genau ein Gläschen und nicht mehr trinken, einfach die glücklicheren Menschen sind und deshalb gesünder sind und länger leben.

Für Österreich und Deutschland: Eine Einheit Alkohol pro Tag für eine Frau und maximal zwei Einheiten pro Tag für einen Mann gelten als relativ unbedenklich. Auswirkung auf den Blutzuckerspiegel hat das aber trotzdem, und Sie müssen selbst für sich herausfinden, wie viel Sie sich leisten können, um dabei trotzdem weiter abzunehmen. Es kann sein, dass die Menge, die Sie vertragen, um trotzdem weiter abzunehmen, eher bei ein bis zwei Gläsern pro Woche liegt.

### Drogen (z. B. Cannabis) und gewisse Medikamente
Hier gilt im Grunde das Gleiche wie bei den Zigaretten.

Heißt das, Sie sollen nie wieder eine Tasse Kaffee oder ein Glas Rotwein trinken? Natürlich nicht. Aber wenn Sie Ihren Blutzucker in den Griff bekommen wollen, müssen wir diese Dinge im Auge behalten.

## Die Faustregel

Eine Hauptmahlzeit sollte folgendermaßen aussehen:

- Eine »Handfläche« Eiweiß plus
- maximal eine Faust stärkehaltige Kohlenhydrate plus
- mindestens zwei Fäuste Gemüse.

Noch einmal im Detail:

### Eine »Handfläche« Eiweiß
Sie essen Eiweiß, also ein Stück Fleisch, Fisch, mageren Käse, Joghurt oder andere Milchprodukte, Nüsse, Samen, Bohnen,

### Was heißt das also für Sie?

*1. Essen Sie mehrere, dafür kleinere Mahlzeiten.* Machen Sie sich dabei anfangs keine Sorgen über die Portionsgröße (solange Sie dabei die anderen Regeln beachten). Essen Sie einfach so lange, bis Sie satt, aber nicht voll sind, die Portionsgröße ergibt sich dann von ganz allein. Sie wird von allein kleiner, denn Sie werden nicht mehr so hungrig sein, und Heißhunger wird glücklicherweise der Vergangenheit angehören. Idealerweise sollten Sie circa fünfmal pro Tag essen. Die Zahl der Mahlzeiten ist individuell verschieden, liegt aber meistens irgendwo zwischen vier und sieben, auf keinen Fall bei drei oder weniger. Es gibt Menschen, denen es sehr gut damit geht, nur ein- oder zweimal pro Tag zu essen. Wenn Sie Gewichtsprobleme oder Stimmungsschwankungen haben, müde sind oder gerne mehr Energie hätten, gehören Sie allerdings mit ziemlicher Sicherheit nicht zu dieser Gruppe von Menschen. Lassen Sie anfangs auf keinen Fall eine Mahlzeit aus. Auch wenn Sie keinen Hunger haben. Wenn Sie es nicht gewohnt sind, so oft zu essen, neigen Sie erst einmal dazu, zu den Hauptmahlzeiten zu viel zu essen, was dann dazu führt, dass Sie keinen Hunger mehr haben. Sie tun sich nichts Gutes, wenn Sie dann eine Mahlzeit auslassen. Sogar wenn es das Abendessen ist. Vertrauen Sie mir, die Walleczek-Methode funktioniert ein bisschen anders!

Natürlich sollten Sie eigentlich nur dann essen, wenn Sie Hunger haben, denn Sie sollten immer auf die Signale Ihres

Körpers hören. Aber zu Beginn können Sie Ihrem Körper da nicht ganz vertrauen (immerhin ist es der Gleiche, der Ihnen auch sagt, dass Sie viel Kaffee und Pizza brauchen; nicht sehr vertrauenswürdig, würde ich sagen). Wenn Sie überhaupt keinen Hunger haben, dann essen Sie eine winzige Kleinigkeit, zum Beispiel einen halben Apfel und vier Haselnüsse. Nur um Ihrem Körper ein Signal zu setzen: Hey, keine Sorge, du wirst toll ernährt, und es gibt keinen Grund, Fett zu horten.

**2. Essen Sie zu JEDER Mahlzeit ein wenig Eiweiß.** Ich meine wirklich: zu jeder einzelnen Mahlzeit. Sie dürfen bei der Walleczek-Methode anfangs* nicht einmal ein Stück Obst essen, ohne ein wenig Eiweiß dazuzuessen. Zu einem Stück Obst passt übrigens gut ein Stück Käse oder ein Joghurt oder aber auch eine kleine Handvoll Nüsse. Was sonst noch zu Eiweiß gehört, besprechen wir ausführlich im Kapitel »Das Eiweiß« (siehe Seite 93ff.).

**3. Reduzieren Sie Ihren Konsum von Koffein, Nikotin und Alkohol,** oder lassen Sie diese Dinge für ein paar Wochen ganz weg, wenn Sie das schaffen.

**4. Halten Sie sich bei den Hauptmahlzeiten an die Faustregel.**

* Wenn Ihr Blutzucker nach ein paar Monaten stabiler ist und Sie wissen, wie es sich anfühlt, dann müssen Sie mit der Eiweißregel nicht mehr ganz so streng sein. Davon sind Sie aber im Moment noch weit entfernt.

Linsen, Soja, Tofu oder andere Hülsenfrüchte, in der Größe und Dicke Ihrer Handfläche. Wenn Sie wesentlich mehr Eiweiß essen, wird Ihr Körper zu »sauer«, das stört das empfindliche Säure-Basen-Gleichgewicht im Körper. Wesentlich weniger Eiweiß würde allerdings unter anderem dazu führen, dass Sie nicht so satt vom Tisch aufstehen, eher Heißhunger entwickeln und weniger Fett verbrennen.

### Maximal eine Faust stärkehaltige Kohlenhydrate

Dazu gehören Kartoffeln, Reis, Nudeln, Brot, Hirse, Polenta, Grünkern, Getreideflocken und Frühstücksflakes, Gries, Bulgur, Couscous, Kamut, Gnocchi, aber auch Knödel in jeder Form.

Es gibt vier Gemüse, die man ebenfalls zu dieser Kategorie zählen muss. Nicht weil sie so viel Stärke enthalten, sondern weil sie so schnell zu Zucker verdaut werden können. Das heißt nicht, dass Sie sie nicht essen sollten, das heißt nur, dass Sie sie zur »Stärke-Faust« zählen müssen. Diese Gemüse sind: Erbsen, Mais, rote Rüben und gekochte Karotten.

Wenn Sie zur Vorspeise Salat und dazu gerne ein Stück Brot essen möchten, dann müssen Sie bei der Hauptspeise daran denken, dass die Kartoffeln und das Brot zusammen bei dieser Mahlzeit nicht größer als Ihre Faust sein sollten. War das Brot schon so groß wie Ihre Faust, dann lassen Sie eben bei der Hauptspeise Nudeln, Reis oder Kartoffeln weg und essen dafür mehr Gemüse.

Menschen mit sehr großen Händen orientieren sich bei der »Faustgröße« lieber an der Größe eines Tennisballs.

## Mindestens zwei Fäuste Gemüse

Dazu gehören alle Gemüse (außer den »Ausnahmen« von oben), also zum Beispiel Artischocken, Auberginen, Brokkoli, Chicorée, Chinakohl, Endiviensalat, Fenchel, Gurken, Blumenkohl, Knoblauch, Kohl, Kohlrabi, Lauch, Mangold, Paprika, Radieschen, Rotkraut, Rucola, Schwarzwurzeln, Sellerie, Spargel, Spinat, Stangensellerie, Tomaten, Feldsalat, Weißkraut, Wirsing, Zucchini und Zwiebeln usw.

Stellt sich die Frage, ob damit zwei Fäuste Salat oder zwei Fäuste gekochter Spinat gemeint sind. Das ist egal, denn die Regel heißt »mindestens zwei Fäuste Gemüse«, und wenn Sie möchten, können Sie auch gerne zwei Fäuste Salat *und* zwei Fäuste gekochten Spinat essen.

## Wohin gehört das Obst?

Wie wir wissen, hat Obst eine nicht unbeträchtliche Auswirkung auf den Blutzuckerspiegel. Damit müssten wir es eigentlich zur »Stärke-Faust« zählen. Aber Obst hat auch viele der guten Eigenschaften von Gemüse, nämlich viele Vitamine und Mineralien und vor allem die Tatsache, dass es dazu beiträgt, den Körper zu entsäuern. Damit gehört Obst wahrscheinlich irgendwo genau zwischen die »Gemüse-Fäuste« und die »Stärke-Faust«.

Bei Obst gibt es auch noch etwas anderes, das man bedenken muss: Obst hält sich normalerweise bei der Verdauung nicht lange im Magen auf, sondern geht gleich weiter in den Dünndarm. Wenn man aber Obst mit oder nach Dingen isst, die lange im Magen brauchen (weil sie z. B. viel Eiweiß enthalten), dann »sitzt« das Obst länger herum und kann vielleicht anfangen zu gären. Deshalb ist Obst auch eine denkbar schlechte Nachspeise nach einer größeren Mahlzeit (leider ist das oft die einzige Situation, in der viele von uns Obst essen...). Obst wird also am leichtesten verdaut, wenn man es allein isst.

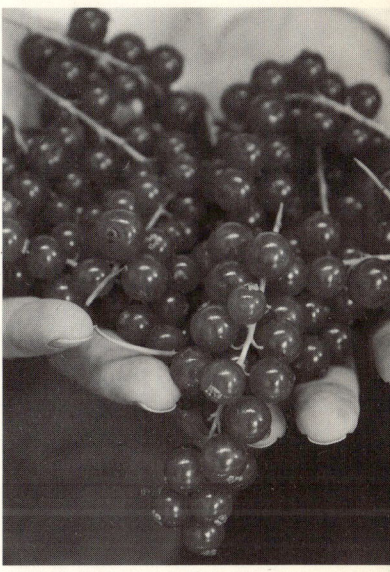

Das widerspricht dann doch der Regel »Iss Eiweiß zu jeder Mahlzeit«? Nicht ganz. Es gibt Regeln, die grundsätzlich für uns alle gelten, trotzdem bleibt Ernährung überraschend individuell. Die meisten von uns vertragen Obst in Kombination mit anderen Dingen sehr gut, manche müssen da vorsichtiger sein. Meistens ist ein Müsli oder ein Joghurt mit Früchten o.k., und Nüsse zu Obst werden meist sehr gut vertragen. Der Obstsalat zur Nachspeise ist allerdings schon ein anderes Thema. Probieren Sie aus, was für Sie funktioniert, und essen Sie Obst vielleicht eher als Zwischenmahlzeit, kombiniert mit Nüssen, wenn Sie sehr empfindlich reagieren.

**Noch immer nicht satt?**
Wenn Sie nach zwei Fäusten Gemüse, einer Faust stärkehaltiger Kohlenhydrate und einer Handfläche Eiweiß nicht satt sind, dann... essen Sie doch einfach mehr! Essen Sie zunächst vor

allem mehr Gemüse. Wenn Sie davon noch immer nicht satt werden, dann können Sie mehr Eiweiß essen. Halten Sie sich bei der »Stärke-Faust« noch ein wenig zurück, das sollte das Letzte sein, was Sie steigern. Es kommt auf die Verhältnisse und die Qualität der Nahrungsmittel an, die Sie essen, nicht so sehr auf die Menge. Das Verhältnis von stärkehaltigen Kohlenhydraten zu Eiweiß bestimmt, ob Sie abnehmen. Wenn die »Stärkefaust« allerdings zu groß wird, dann hören Sie auf abzunehmen, weil einfach zu viel Insulin ausgeschüttet wird.

Oft sind Sie nämlich gar nicht mehr richtig hungrig, Ihr Körper ist aber von früher eine solche »Ladung« Zucker pro Mahlzeit gewohnt, dass er diese auch jetzt erwartet und sich ohne sie nicht so richtig »voll« fühlt. Sie müssen erst wieder lernen, wie man satt ist, ohne voll zu sein. Keine Sorge, das kommt schon – hören Sie einfach in sich hinein.

### Wie viel soll man eigentlich essen?

Das hängt ganz von Ihrem Hungergefühl ab und davon, wie viel Sie körperlich tun. Aber grundsätzlich sollte man nur so viel auf einmal essen, dass der »Verdauungsapparat« damit gut umgehen kann und nicht völlig überfordert wird. Ihr Magen hat auch nur eine begrenzte Größe (und kann sich ausdehnen, wenn Sie ihn ständig überfordern), und ideal wäre es, wenn er maximal zu zwei Drittel voll wäre. Da jeder Mensch unterschiedlich groß ist, ist auch die ideale Größe der Mahlzeit verschieden. Ein Richtwert: Wenn Sie mit Ihren beiden Händen eine Schüssel formen und diese Schüssel gehäuft voll machen, dann stellt das ungefähr das Volumen dar, das Sie auf einmal zu einer Mahlzeit essen sollten. Wenn Ihnen das jetzt wenig vorkommt, dann denken Sie daran, dass Sie ab jetzt fünfmal oder öfter pro Tag essen, Sie werden also nicht hungern müssen.

Aber das ist nur ein Richtwert. Sie sollen ein Gefühl dafür entwickeln, was Ihnen guttut und wann Sie persönlich satt sind – denn die Walleczek-Methode ist ja keine Diät!

## Für Fortgeschrittene: Glykämische Last

Wenn Sie die Faustregel ein paar Tage oder Wochen ausprobiert haben, dann werden Sie merken, dass »Faust« nicht gleich »Faust« ist. Eine Faust voll weißem Reis wirkt auf den Blutzucker anders als al dente gekochte Spaghetti, Kartoffelpüree oder etwa eine Scheibe Pumpernickel.

Aber Achtung: Sie betreten hier äußerstes Fortgeschrittenen-Territorium! Darüber brauchen Sie sich in den ersten Wochen überhaupt keine Gedanken zu machen. Vielleicht überhaupt nie, wie die meisten Menschen, mit denen ich arbeite. Es soll trotzdem der Vollständigkeit halber erwähnt werden. Lesen Sie daher bitte nur weiter, wenn Sie die Faustregel schon einige Wochen angewendet haben und sie jetzt noch perfektionieren wollen.

Dieses Kapitel ist für Sie, wenn

- Sie mit der Faustregel gute Erfolge erzielt haben, aber plötzlich länger als eine Woche nicht mehr weiter abnehmen (und Ihr Wunschgewicht noch nicht erreicht haben).

- Sie bei »den letzten fünf Kilos« angekommen sind und plötzlich sehr viel langsamer oder gar nicht mehr abnehmen, obwohl Sie eigentlich alles richtig machen. Vergessen Sie nicht: Die Walleczek-Methode hilft Ihnen, Ihren Körper in ein gesundes Gleichgewicht zu bringen. Dabei können Untergewichtige sogar zunehmen. Leider ist unser Schönheitsideal oft sehr, sehr schlank, Ihr Körper findet sich aber vielleicht schon »ziemlich gut« und pendelt sich langsam auf ein gesundes Gewicht ein.

- Sie überdurchschnittlich wissbegierig sind. Auch dann können Sie die Information in diesem Kapitel zwar im Hinterkopf behalten, ich würde Ihnen jedoch raten, sie noch nicht anzuwenden, solange Sie die Faustregel nicht zumindest ein paar Wochen ausprobiert haben.

- Sie Blutzuckerschwankungen haben (diese werden Sie nach ein paar Tagen oder Wochen ganz leicht identifizieren können), und das, obwohl Sie Ihrer Meinung nach alles richtig gemacht haben.

Wenn Sie aber noch nicht so weit sind, dass nichts mehr weitergeht, dann können Sie dieses Kapitel im Moment noch getrost ignorieren und bei Seite 72 weiterlesen.

Unterschiedliche Nahrungsmittel haben unterschiedliche Auswirkungen auf den Blutzucker. Das geht sogar so weit, dass es einen Unterschied macht, wie etwas verarbeitet wird. Der Weizen im Weißbrot hat eine ziemlich dramatische Wirkung auf den Blutzuckerspiegel, als al dente gekochte Spaghetti ist das aber schon wieder halb so wild (gute Nachrichten für die Pasta-Freunde). Damit man nicht von jedem Nahrungsmittel nur eine Faust essen darf – was, wenn Sie abnehmen möchten, nebenbei bemerkt von manchen Nahrungsmitteln wie etwa Weißbrot schon viel zu viel wäre –, wurde ein System entwickelt, die einzelnen Nahrungsmittel nach einem Punktesystem zu vergleichen: die Glykämische Last.*

Sie können sich auf der Website www.diewalleczekmethode. com eine vollständige Liste der Glykämischen Last herunterladen; hier sollen nur einige Beispiele für die wichtigsten Nahrungsmittel angeführt werden (siehe Seite 69f.)

Pro Hauptmahlzeit sollte man nicht mehr als circa zwölf bis 14 und für eine Zwischenmahlzeit circa fünf bis sieben GL-Punkte essen. Auch Gemüse und Milchprodukte haben eine Glykämische Last. Aber da die Glykämische Last dieser Lebensmittel meist sehr gering ist, können Sie diese vernachlässigen, außer Sie nehmen sehr viele Milchprodukte zu sich, oder Sie machen wirklich alles andere völlig richtig – inklusive kein Kaffee, Tee oder anderes Koffein –, und Sie nehmen trotzdem nicht ab (obwohl Sie das möchten).

Achten Sie einfach darauf, dass die stärkehaltigen Kohlen-

---

* Falls Sie den Glykämischen Index kennen: Der GI (Glykämische Index) misst nur, welcher Art der Zucker ist, der in einem Nahrungsmittel enthalten ist, also wie »schnell« oder »langsam« er den Blutzucker ansteigen lässt, aber nicht, wie viel Zucker in einer Portion eines Nahrungsmittels vorkommt. Die GL (Glykämische Last) ist also eine Weiterentwicklung des GI, die dieses Manko ausgleicht. So ist der Zucker in einer Wassermelone z.B. sehr »schnell«, eine Wassermelone enthält aber eben vor allem Wasser und gar nicht so viel Zucker. Die Wassermelone ist daher laut GL recht problemlos, laut GI wäre sie wahrscheinlich »verboten«.

hydrate zusammen mit dem Obst nicht mehr als die empfohlenen zwölf bzw. fünf bis sieben GL-Punkte pro Mahlzeit enthalten. Wie viel GL Sie »vertragen« und dabei abnehmen, ist ebenfalls individuell verschieden. Wenn Sie sehr klein oder sehr groß sind, sich sehr viel oder sehr wenig bewegen, dann können die Werte auch niedriger (circa zehn GL pro Hauptmahlzeit) oder sogar über 14 liegen. Probieren Sie aus, was für Sie funktioniert – die vollständige GL-Liste hilft Ihnen, die Nahrungsmittel zu vergleichen.

Bei den Rezepten in diesem Buch ist der ungefähre GL-Wert pro Portion berechnet. Dieser enthält auch die relevanten Kohlenhydrate in Gemüse und anderen Zutaten, nicht nur in Kartoffeln und Co.

- Essen Sie mehrere, dafür kleinere Mahlzeiten.

- Essen Sie zu JEDER Mahlzeit ein wenig Eiweiß.

- Reduzieren Sie Ihren Konsum von Koffein, Nikotin und Alkohol.

- Halten Sie sich bei den Hauptmahlzeiten an die Faustregel.

| Lebensmittel | GL pro Portion | Portionsgröße in Gramm |
|---|---|---|
| *Kuchen* | | |
| Croissant | 17 | 57 |
| Hefekuchen | 13 | 50 |
| *Brot, Brötchen, Knäckebrot* | | |
| Baguette, französisches | 15 | 30 |
| Dinkel-Mehrkornbrot | 7 | 30 |
| Hamburger-Brötchen | 9 | 30 |
| Kaiserbrötchen | 12 | 30 |
| Puffreis-Waffeln | 17 | 25 |
| Pumpernickel Roggenbrot | 6 | 30 |
| Roggenvollkornbrot | 8 | 30 |
| Roggenbrot aus Sauerteig | 6 | 30 |
| *Frühstücksflocken* | | |
| Cornflakes | 21 | 30 |
| Müsli | 10 | 30 |
| Porridge | 13 | 250 |
| *Getreide, Reis* | | |
| Bulgur (Weizengrütze), gekocht | 12 | 150 |
| Mais | 17 | 150 |
| Reis, braun, gekocht | 18 | 150 |
| Reis, weiß, gekocht | 23 | 150 |

| Lebensmittel | GL pro Portion | Portionsgröße in Gramm |
|---|---|---|
| **Pasta und Nudeln, gekocht** | | |
| Glasnudeln, Mungbohnennudeln | 15 | 180 |
| Reisnudeln | 23 | 180 |
| Spaghetti, weiß, 5 Minuten gekocht | 18 | 180 |
| Vollkornnudeln | 16 | 180 |
| **Obst und Produkte aus Früchten** | | |
| Apfel, roh | 6 | 120 |
| Aprikosen, roh | 5 | 120 |
| Banane, mittelreif | 12 | 120 |
| Datteln, getrocknet | 42 | 60 |
| Orange, roh | 5 | 120 |
| Pflaume, roh | 5 | 120 |
| Rosinen | 28 | 60 |
| Wassermelone | 4 | 120 |
| Weintrauben, roh | 8 | 120 |
| **Gemüse, Wurzeln, Kartoffeln** | | |
| Gemüsemais | 9 | 80 |
| Kartoffeln, gekocht | 14 | 150 |
| Kartoffeln, frittiert, Pommes frites | 22 | 150 |
| Kartoffelbrei | 15 | 150 |
| Pastinaken | 12 | 80 |
| Süßkartoffeln | 17 | 150 |

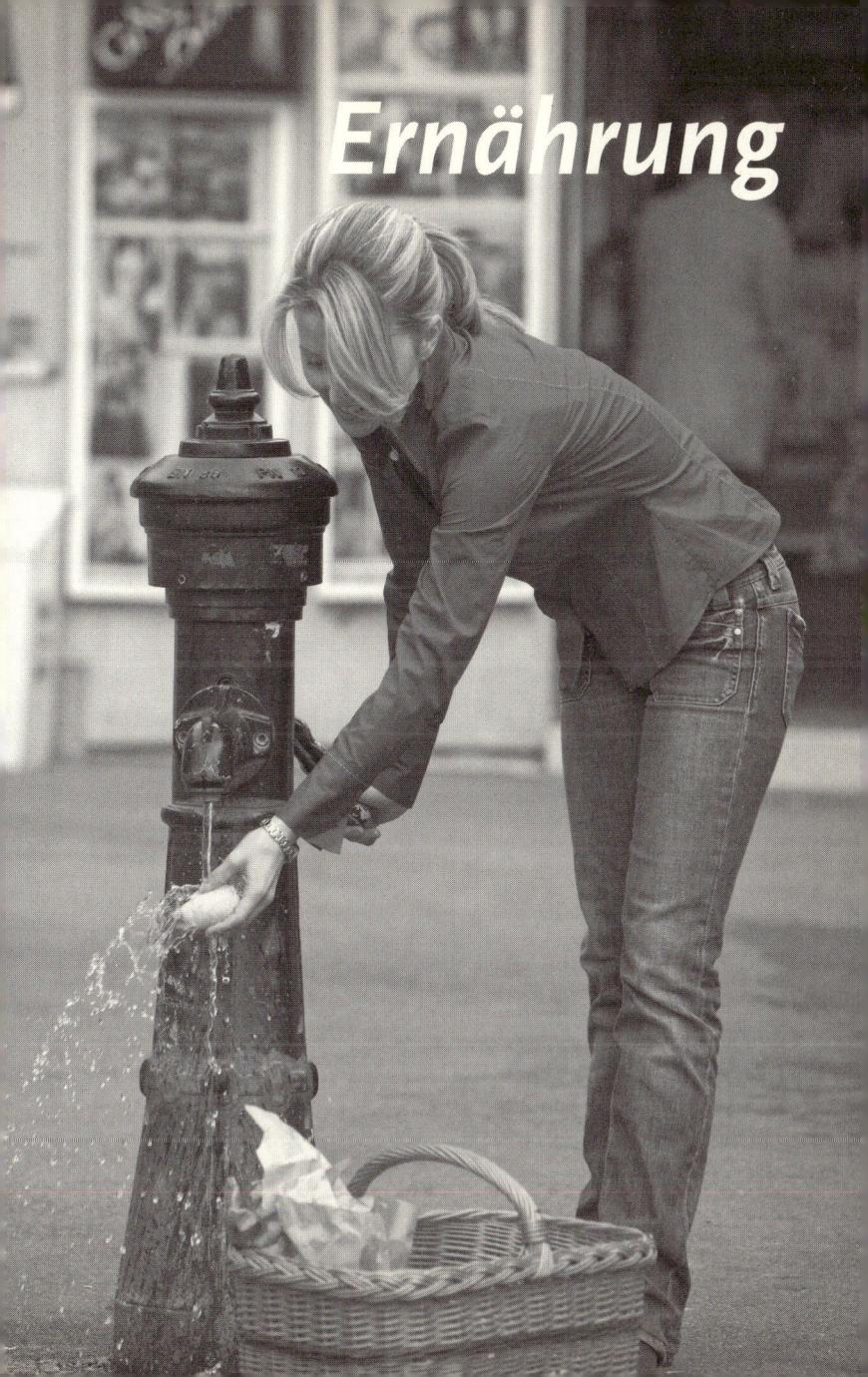

# Ernährung

# Was braucht der Mensch?

Was sollte ein Mensch essen, um optimal ernährt zu sein? Also für die optimale körperliche, geistige und emotionale Gesundheit? Darüber scheiden sich die Geister, denn diese Frage ist in der Wissenschaft relativ jung. Den Luxus dieser Frage können wir uns erst seit einigen Jahrzehnten leisten, denn davor haben Krieg und Lebensmittelknappheit, Hungerkatastrophen und ungerechte Regierungssysteme höchstens die Frage nach dem Überleben – was brauchen wir, um nicht zu verhungern? – erlaubt.

Die Frage ist relativ neu und die Ernährungswissenschaft recht jung, weshalb die Antworten noch sehr vielfältig und oft widersprüchlich sind.

## Gebaut für die Steinzeit

Was wir aber mit Bestimmtheit wissen: Unsere engsten Vorfahren haben sich schon vor etwa einer Million Jahren von pflanzlichem und tierischem Material, wahrscheinlich Blättern, Früchten, Wurzeln, Pilzen, Beeren und Kleintieren, Meerestieren, Insekten, aber auch vom Fleisch größerer Tiere, ernährt und diese Nahrung auch schon am Feuer gegart. Unsere Ernährung blieb dann erst einmal für eine ziemlich lange Zeit unverändert.

Erst viel, viel später, nämlich vor circa 8000 bis 10 000 Jahren, haben wir gelernt, Tiere zu domestizieren: die Entwicklung der Viehzucht. Etwa um die gleiche Zeit haben wir uns dann ganz niedergelassen und gelernt, Getreide anzubauen. Das hatte viele Vorteile und scheint mit ausschlaggebend für die Entwicklung unserer Kultur und Schrift gewesen zu sein, hatte aber auch viele Nachteile, denn für den menschlichen Darm waren Getreide und Milch etwas völlig Neues. Getreide wird übrigens weltweit nur verarbeitet als Nudeln, Teig oder Brot oder zumindest gekocht gegessen, weil es roh für Menschen fast unverdaulich ist.

Vergleichen wir die Geschichte der Menschheit mit dem Leben eines 40-jährigen Mannes, so hat dieser Mann – nennen wir ihn Hans Mayer – seit seiner Geburt Obst, Gemüse, Wurzeln, Pilze, Beeren, aber auch ein wenig Fleisch und Fisch gegessen. Kein Brot. Kein Joghurt. Das gab es nämlich noch nicht. Erst vier Monate vor seinem 40. Geburtstag (Moment! Kein Geburtstagskuchen, kein Eis, kein Brot, keine Pizza die gesamten ersten NEUNUNDDDREISSIG von 40 Jahren? – Richtig, so meine ich das) probiert Hans zum ersten Mal Milch – und bekommt wahrscheinlich unglaublichen Durchfall. Das hält ihn aber nicht davon ab, weiter Käse auf sein Vollkornbrot zu geben.

Aber damit nicht genug. Hans »verbessert« seine Ernährungssituation noch weiter und schafft es, das Mehl haltbarer zu machen. Haltbar sind Lebensmittel dann, wenn sie nicht von Bakterien oder Ungeziefer verdorben werden. Also entzieht Hans dem Mehl den Keim (da sind empfindliche Öle drin, die ranzig werden können) und die Schale (darin stecken die Mineralien und die meisten Vitamine) und übrig bleibt: Weißmehl. Das schmeckt gut, weil sehr süß, und man kann sehr luftige Teige daraus machen (besser als aus dem schweren Vollkornmehl). Das Beste aber daran ist: Die Bakterien und Mehlwürmer mögen es nicht. Warum nicht? Weil sie davon nicht leben können. Schließlich ist ja »nichts« mehr drin: keine essenziellen Öle aus dem Keim, kaum Vitamine und fast überhaupt keine Mineralien aus der Schale. So etwas rührt ein anständiger Mehlwurm, der etwas auf sich hält, nicht an. Aber Hauptsache, Hans isst es, und zwar erstmals vier Tage vor seinem 40. Geburtstag. Er bekommt zwar auch nicht genug Nährstoffe davon, aber das ist ihm im Moment egal. Schmeckt gut!

Der Mensch scheint ein natürliches Verlangen nach Süßem zu haben. Meiner Meinung nach hat das mehrere Gründe: Erstens kann unser Gehirn nur von Zucker leben, kann also zum Beispiel nicht Fett verbrennen. Und je mehr Zucker unser Gehirn bekommt, desto toller findet es das (das funktioniert aber nur kurzfristig, denn der restliche Körper findet das gar nicht so toll, und es kommt zu Blutzuckerproblemen; aber davon war schon die Rede). Zweitens hilft Zucker, das im Körper befindliche Serotonin (unser Glückshormon) durch die Blut-Hirn-Schranke ins Gehirn zu transportieren, was uns (kurzfristig) glücklich macht. Das erhöht zwar nicht den allgemeinen Serotoninspiegel, fühlt sich aber kurzfristig eben gut an. Drittens wird »süß« von uns auch mit Geborgenheit und Liebe assoziiert, denn unsere Muttermilch ist relativ süß, und eine unserer ersten Erfahrungen ist daher die Verbindung von »süß« mit Mutterliebe und Geborgenheit. Und viertens, und das ist hier der wichtigste Punkt: In der »Steinzeit« – und dafür sind wir nach wie vor gebaut – war es zwar relativ leicht, an Vitamine und Mineralien zu kommen, aber »Kalorien« waren schwieriger zu besorgen. Und man musste viel Energie beim Jagen oder Sammeln aufwenden, um daranzukommen. Alles, was sehr süß (oder fett) schmeckt, hat nicht nur viele notwendige Kalorien, sondern auch Vitamine und Mineralien. Denn süßes Obst ist reif, und erst reifes Obst hat den Höchststand an Vitaminen und Mineralien.

Also: Unser Gehirn will süß, weil es uns glücklich macht und an Mama erinnert, und als Steinzeitmenschen suchen wir instinktiv die reifsten und nährstoffreichsten Nahrungsmittel, um zu überleben. Kein Wunder, dass wir, wenn es uns schlecht geht, sofort nach Keksen greifen! Nur hat dem Steinzeitmenschen keiner gesagt, dass in reinem Zucker keine Nährstoffe mehr enthalten sind!

Wenn also gilt »je süßer, desto besser«, ist es kein Wunder, wenn unser Hans den Zucker aus einer Rübe isoliert und ihn als besondere Kostbarkeit pur isst (Zuckerdosen hatten übrigens bis vor 200 Jahren Schlösser, weil reiner Zucker selten und kostbar war). Und wann hat er damit angefangen, reinen Zucker zu essen? Erst einen Tag vor seinem 40. Geburtstag. Das ist nicht sehr lange her, um seinen Körper an etwas völlig Neues zu gewöhnen, oder?

Also: Hans isst seit seiner Geburt Gemüse, Obst, Fleisch und Fisch, auch schon gekocht, aber erst seit vier Monaten

Milch und Getreide, seit vier Tagen Weißmehl und seit gestern Zucker. Wen wundert's, wenn unser Körper gerade mit diesen Dingen solche Schwierigkeiten hat! Er hatte ja gar keine Zeit, sich daran zu gewöhnen. Genau das mag nämlich unser Problem sein: Die Evolution braucht viele, viele Generationen, um sich an dramatische Änderungen in der Umwelt anzupassen. Ein paar Tausend Jahre sind da gar nichts. Gerade mal eben ein Augenblinzeln.

Heißt das, Sie sollten nie wieder Getreide oder Milchprodukte essen? Natürlich nicht (obwohl einige ernsthafte Wissenschaftler das sogar empfehlen würden). Aber mehr dazu später (siehe Seite 103).

Zunächst einmal zurück zu unserer Frage: Was sollte ein Mensch essen, um optimal ernährt zu sein? Auf jeden Fall viel Gemüse, Obst, Beeren und Pilze. Aber auch Fleisch und/oder Fisch. Denn daran sind wir gewöhnt.

Aber wofür brauchen wir was? Und in welchen Mengen? Und was wäre eine gute Wahl bzw. was wäre schlecht für uns?

Lassen Sie uns noch mal unser Auto betrachten, denn auch der Mensch ist, sehr vereinfacht betrachtet, ein Verbrennungsmotor. Was braucht ein Auto?

- Treibstoff
- Ersatzteile
- Öl
- Wasser
- Luft (zur Kühlung, aber auch zur Verbrennung des Benzins)

Beim Menschen sieht das so aus: Unser Treibstoff sind hauptsächlich Kohlenhydrate; wir brauchen aber außerdem Ersatzteile, die wir aus Eiweiß herstellen, Öl (wie auch beim Auto als »Schmiermittel« zusätzlich zum Treibstoff) und Wasser (u. a. zur Kühlung, aber auch damit alles in Fluss bleibt) und Luft (für die Verbrennung). Den Sauerstoff bekommen wir durchs Atmen, den Rest müssen wir essen oder trinken.

## Kohlenhydrate – unser Treibstoff

Kohlenhydrate ist ein Überbegriff für eine sehr vielfältige Gruppe von Dingen: Da ist auf der einen Seite der reine weiße Zucker, dazu gehört aber genauso auch die unverdauliche Haferkleie, die von uns zwar nicht verdaut wird, aber gute und sehr wichtige Nahrung für unsere Darmbakterien liefert und nebenbei auch noch helfen kann, Cholesterin zu senken. Daher ist Kohlenhydrat nicht gleich Kohlenhydrat.

Es gibt die unterschiedlichsten Arten, Kohlenhydrate einzuteilen und zu gruppieren, für unsere Zwecke beschränken wir uns auf die Einteilung in verdauliche und unverdauliche Kohlenhydrate.

Aus den verdaulichen Kohlenhydraten machen wir hauptsächlich Energie oder eben Fett (das wir später wieder in Energie umwandeln). Das ist also das Benzin unseres Autos.

Von diesen Kohlenhydraten interessiert uns vor allem, was sie mit dem Blutzuckerspiegel anstellen, wie schnell sie also in Zucker umgewandelt werden können.

## I. Die verdaulichen Kohlenhydrate

Zu diesen verdaulichen Kohlenhydraten gehören:

### Getreide

Alle Getreidesorten, aber auch »falsche« Getreide wie Quinoa (verwandt mit Mangold) und Amaranth zählen zu den Kohlenhydraten. Die meisten davon enthalten auch sehr viel Stärke, daher der Name stärkehaltige Kohlenhydrate. Quinoa (und Amaranth) enthalten allerdings für ein Getreide auch sehr viel Eiweiß; daher haben sie nur eine recht schwache Auswirkung auf den Blutzucker – und können außerdem zu den Eiweißquellen gezählt werden.

### Gemüse

Ja, wer hätte das gedacht! Auch alle Gemüsesorten zählen zu den Kohlenhydraten. Natürlich lässt nicht jedes Gemüse den Blutzucker gleich ansteigen. Viele Gemüse haben kaum eine Auswirkung auf den Blutzucker. Daher kann man sie einteilen in stärkehaltige Gemüse und »alle anderen« Gemüse.

*Stärkehaltige Gemüse* sind die Gemüse mit der größten Auswirkung auf den Blutzucker. Dazu gehören Kartoffeln, Mais, Süßkartoffeln, Pastinaken, Topinambur (oder Jerusalem-Artischocken), Cassava (Maniok, Yuka), Yams, Kochbananen und Ähnliches. Es gibt drei Gemüse, die zwar nicht viel Stärke enthalten, aber so schnell in Zucker umgewandelt werden, dass man sie trotzdem in diese Kategorie zählen muss: Erbsen, gekochte Karotten und rote Rüben. Wer aufgepasst hat, wird merken, dass bei der Faustregel noch ein viertes Gemüse genannt wurde – Mais. Dieser ist auch hier dabei, enthält allerdings sehr viel Stärke, weshalb er automatisch in dieser Kategorie ist.

*Alle anderen Gemüse* sind genau das – alle anderen. Und die Liste ist schier endlos. Hier ist nur mal ein kleiner Auszug von A bis Z: Artischocken, Auberginen, Brokkoli, Chicorée, Chinakohl, Daikonret-

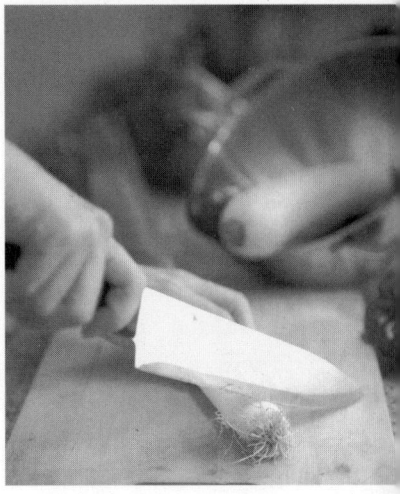

tich, Endiviensalat, Feldsalat, Fenchel, Gurken, Hokkaidokürbis, Indischer Senf, Ingwer, Blumenkohl, Knoblauch, Kohl, Kohlrabi, Kopfsalat, Lauch, Mangold, Okra, Paprika, Porree, Radieschen, Rotkraut, Rucola, Schwarzwurzeln, Sellerie, Spargel, Spinat, Stangensellerie, Tomaten, Weißkraut, Wirsing, Zucchini und Zwiebeln.

### Hülsenfrüchte

Dazu gehören alle Linsen- und Bohnenarten, alle Sojaprodukte und Kichererbsen. Auch die Erdnuss wird zu dieser Kategorie gezählt. (Hülsenfrüchte werden wir beim Eiweiß noch einmal treffen, weil sie so viel davon enthalten.) Durch ihren hohen Eiweißgehalt reduziert sich die Auswirkung der enthaltenen Kohlenhydrate auf den Blutzuckerspiegel. Wenn Sie Hülsenfrüchte essen, müssen Sie die restliche Kohlenhydrat-Faust ein

79

bisschen kleiner als sonst anlegen. Aufgrund des hohen Ei-
weißgehalts brauchen Sie bei einer Bohnenmahlzeit Eiweiß
also eigentlich nicht dazuzuessen, es ist schon »eingebaut«.

### Jedem Böhnchen sein Tönchen

Hülsenfrüchte sind auch dafür berühmt, Blähungen zu verursachen. Das liegt daran, dass sie einen Stoff enthalten, den die
Bakterien im Darm zu Gasen verarbeiten. Das ist an und für
sich nichts Schlechtes, weil wir damit die »guten« Bakterien
füttern, aber es kann eben unangenehm sein.

Die gute Nachricht ist, dass sich der Körper daran gewöhnt
und die »Gasbelastung« immer mehr sinkt. Wenn Sie im Moment noch fast keine Hülsenfrüchte essen, dann fangen Sie
vielleicht langsam damit an, damit sich Ihr Körper daran gewöhnen kann.

Man kann aber auch ein paar Tricks anwenden, um das
»Blähpotenzial« zu reduzieren:

- Bohnen gut einweichen, das Einweichwasser weggießen
  und die Bohnen in frischem Wasser kochen. Wer ganz empfindlich ist, kann das Wasser nach dem ersten Aufkochen
  noch einmal wechseln.

- Den Schaum, der sich beim Kochen bildet, immer wieder
  abschöpfen.

- Hülsenfrüchte immer ohne Fett kochen und erst danach
  Fett zusetzen.

- Je nach Geschmack und Rezept können auch Kümmel, Fenchel, Anis oder Kreuzkümmel »entblähen«.

- Ein oder zwei Lorbeerblätter im Kochwasser können helfen.

- Banal, aber wichtig: Gerade Hülsenfrüchte gut kauen, langsam essen und beim Essen nicht zu viel reden.

## Soja

Soja ist bekannt dafür, dass es dabei helfen kann, den weiblichen Hormonhaushalt auszugleichen. Das gilt aber nicht nur für die Sojabohne, sondern für alle Hülsenfrüchte. Die Stoffe, um die es dabei geht, sind nicht nur für Frauen gut, sondern können auch Männern helfen, die Belastung durch »Fremdöstrogene« (Östrogene sind die weiblichen Sexualhormone) aus der Umwelt zu verringern. Soja enthält mit Abstand am meisten davon, sie sind aber in allen Hülsenfrüchten vorhanden.

Hülsenfrüchte sind nicht nur köstlich und vielseitig einsetzbar, sie enthalten auch viele der besonders gut löslichen Ballaststoffe, sie sind also in vielerlei Hinsicht gesund für uns.

## Obst- und Fruchtsäfte

Obst und vor allem deren Fruchtsäfte enthalten überraschend viel Zucker. So viel, dass man nicht bedenkenlos viel Obst essen kann, ohne eine beträchtliche Auswirkung auf den Blutzucker zu haben. Aber natürlich strotzt Obst vor Vitaminen und Mineralien und darf daher auf keinen Fall fehlen.

## Zucker

Hier geht es nicht um Nahrungsmittel, die im Körper mehr oder weniger langsam in Zucker umgewandelt werden. Welche das sind und auf welche wir dabei Acht geben müssen, haben wir bereits im Kapitel über die Blutzuckersteuerung besprochen. Hier geht es um Zucker, der in seiner isolierten und konzentrierten Form verschiedenen Nahrungsmitteln zugesetzt wird, und die Folgen, die das für unsere Gesundheit hat.

Auch wenn Zucker in unserem Blut vorkommt und für unseren Körper etwas ganz Natürliches darstellt, ist er doch in der reinen, isolierten Form, dem weißen oder braunen »Pulver«, für uns nicht gut geeignet. Die WHO (Weltgesundheitsorganisation) geht davon aus, dass man ohne Gesundheitsschäden bis zu zehn Prozent seiner täglichen Kalorien als Zucker essen kann. Notwendig ist das aber für niemanden. Der entscheidende Punkt: Während wir Fett, Ballaststoffe und Eiweiß, Vitamine und Mineralien für unser Überleben brauchen und es Richtlinien gibt, wie viel wir davon mindestens essen sollen oder müssen (ja, auch das »böse« Fett!), gibt es für Zucker nur eine Höchst-, aber keine Untergrenze, die empfehlenswert wäre. Mit anderen Worten: Überhaupt kein Zucker ist auch gut. Vielleicht sogar besser?

Zucker ist in unserem Körper sehr gefährlich. Daher versucht der Körper auch, diesen so schnell wie möglich in die Zellen zu packen und in Energie oder Fett umzuwandeln. Wenn das nicht passiert, beginnen wir im wahrsten Sinne des Wortes innerlich zu verkleben. Hoher Zuckerkonsum wird unter anderem mit den folgenden gesundheitlichen Problemen in Verbindung gebracht; die vollständige Liste ist allerdings viel länger:

- Zucker kann Ihr Immunsystem schwächen und Sie anfälliger für Infektionen machen.

- Zucker bringt den Mineralienhaushalt durcheinander, führt zu Chrom- und Kupfermangel und stört die Aufnahme von Calcium und Magnesium.

- Zucker kann zu einem signifikanten Anstieg des Gesamtcholesterins, der Triglyceride und von LDL (dem »schlechten« Cholesterin) sowie zu einer Verringerung von HDL (dem »guten« Cholesterin) führen.

- Zucker liefert Nahrung für Krebszellen und wurde mit der Entstehung von Brustkrebs, Eierstockkrebs, Prostatakrebs, Rektalkrebs, Bauchspeicheldrüsenkrebs, Gallen- und Magenkrebs in Verbindung gebracht.

- Zucker kann Ihr Sehvermögen verschlechtern.

- Zucker kann zum Alterungsprozess beitragen.

- Zucker kann Karies und Parodontose verursachen.

- Zucker kann die Symptome von Autoimmunkrankheiten wie Arthritis, Asthma und Multipler Sklerose verschlechtern.

- Zucker kann Gallensteine verursachen.

- Zucker kann zu Osteoporose beitragen.

- Zucker kann Kopfschmerzen inklusive Migräneanfälle auslösen.

- Zucker kann zu Depressionen führen.

- Zucker kann die Symptome von hyperaktiven Kindern verschlimmern.

• Zucker kann bei stark übergewichtigen Personen zu Bluthochdruck führen.*

Der einzige konzentrierte Zucker, zu dem wir als Steinzeitmenschen Zugang hatten, war wahrscheinlich Honig. Schätzungen zufolge haben wir davon circa ein bis zwei Kilogramm
pro Jahr gegessen. Und das blieb auch fast eine Million Jahre
so, bis man vor circa 1500 Jahren lernte, konzentrierten Zucker
aus Zuckerrohr herzustellen. In unseren Gegenden blieb das
aber weiterhin ein Nahrungsmittel mit Seltenheitswert, das –
wenn es überhaupt zugänglich war – nur den ganz Reichen
vorbehalten war. Erst vor 200 Jahren trat der Zucker seinen Sie-
geszug in unserer Ernährung an. Der Konsum stieg bis 1900
schnell von zwei auf sechs Kilogramm pro Person und Jahr.
Noch einmal 100 Jahre später essen wir das 20-Fache: Der
durchschnittliche Österreicher und Deutsche isst circa 100
Gramm Zucker pro Tag, das heißt ungefähr 40 Kilogramm pro
Jahr. Die Menge Zucker, die wir noch vor 200 Jahren in einem
ganzen Jahr gegessen haben, verdrücken wir jetzt in gut zwei
Wochen. Oder anders ausgedrückt: Ein 80-Kilogramm-Mann
isst pro Jahr fast sein halbes Körpergewicht an Zucker. Seine
Ehefrau isst die andere Hälfte.

Zucker macht nicht nur dick und trägt zum Diabetes-Risiko
bei, er braucht zur Verarbeitung auch wichtige Mineralien und
B-Vitamine. Aber Vitamine oder Mineralien sind in Zucker
nicht mehr enthalten, nicht mal ansatzweise. Sie waren zwar

* Die Quellenangaben für die zugrundeliegenden wissenschaftlichen Studien
  finden Sie auf www.diewalleczekmethode.com

im ursprünglichen Lebensmittel, dem Zuckerrohr oder der Zuckerrübe, enthalten, sind bei der Verarbeitung aber alle verloren gegangen. Im Zucker ist also »nichts« mehr drin. Daher spricht man dabei auch von »leeren Kalorien«.

Um aber Zucker zu verarbeiten, muss der Körper die Vitamine und Mineralien irgendwo hernehmen – der Zucker hat sie ja nicht mitgeliefert. Also werden wieder einmal kostbare Vitamine und Mineralien, die vielleicht Ihre Leber zur Entgiftung, Ihre Nebennieren zur Produktion von Stresshormonen oder Ihr Nervensystem für eine gute Gehirnleistung brauchen könnte, abgezogen und zur Verarbeitung von Zucker verwendet. Und Sie wundern sich, wenn Sie immer müder und abgeschlaffter werden und mit Stress nicht mehr richtig umgehen können.

Natürlich wird auch ein Stück Vollkornbrot im Körper in Zucker umgewandelt. Der große Unterschied aber ist, dass das Vollkornbrot nicht nur wichtige Ballaststoffe mitbringt, sondern auch viele Vitamine und Mineralien, die für die Verarbeitung des enthaltenen Zuckers im Körper gebraucht werden.

### Sind Sie verklebt?

Wenn den ganzen Tag über das Radio läuft, hört irgendwann niemand mehr richtig zu. Das geht unseren Zellen genauso. Wenn dauernd große Mengen an Insulin ausgeschüttet werden und die Zellen schon gar keinen Zucker mehr aufnehmen können, dann ignorieren Sie das Insulin-Signal irgendwann. Die Zellen werden resistent auf Insulin, man spricht von Insulinresistenz.

Lange Jahre war es umstritten, ob es das überhaupt gibt, heute ist die Insulinresistenz, die meist über viele Jahre vorhanden ist, als Vorstufe zu Diabetes Typ II anerkannt. Man ist davon abgekommen, diesen Typ der Zuckererkrankung als »Altersdiabetes« zu bezeichnen, und zwar aus einem guten, aber traurigen Grund: Aufgrund der modernen Ernährung bekommen diese Erkrankung nicht mehr nur ältere Menschen, sondern erschreckenderweise auch immer mehr jüngere, manchmal sogar Teenager. Dieser Diabetes Typ II muss streng vom Typ I unterschieden werden, einer Autoimmunkrankheit, die meist schon recht früh erkannt wird und einem völlig anderen Mechanismus folgt. Diabetes Typ II ist »angefressen«. Wenn Sie Ihre Zellen jahre- und jahrzehntelang mit Zucker und Insulin bombardieren, bis weder die Zellen noch die Bauchspeicheldrüse mehr mitkönnen, dann haben Sie sich die Zuckerkrankheit hart erarbeitet. Die Vorstufe dazu ist die Insulinresistenz.

### Insulinresistenz

Wenn die Zellen nicht mehr so gut auf Insulin reagieren, dann muss immer mehr davon ausgeschüttet werden, damit der Zucker in die Zellen gelangt. Und wir wissen ja, was passiert, wenn viel Insulin im Umlauf ist: Es wird kein Fett mehr verbrannt, und der Zuckerüberschuss wird in Fett umgewandelt. Steigt die Insulinresistenz, wachsen oft auch die berühmten »Schwimmreifen«, die sich um die Taille herum bilden, wenn man älter wird.

Aber zu viel Zucker bringt nicht nur die Insulinresistenz mit sich, sondern auch noch ganz andere Probleme: Zucker

Wenn Sie eine oder mehrere der folgenden Fragen mit »ja« beantworten, dann ist dieses Kapitel besonders wichtig für Sie. Je mehr Fragen Sie mit »ja« beantworten, desto wichtiger ist es speziell für Sie. Wenn Sie ganz genau herausfinden möchten, wie sehr Sie dieses Gebiet betrifft, dann füllen Sie auf www.diewalleczekmethode.com einen detaillierten Fragebogen aus, und lassen Sie sich einen persönlichen Ernährungsfahrplan erstellen.

- Brauchen Sie etwas, um morgens in Gang zu kommen, wie Tee, Kaffee, eine Zigarette oder etwas Süßes (z. B. Cornflakes oder Weißbrot)?

- Haben Sie Verlangen nach etwas Süßem nach einer Mahlzeit?

- Haben Sie ein paar Stunden nach einer Mahlzeit ein »Energieloch« und dann Verlangen nach einem »Genussmittel« (wie z. B. Tee, Kaffee, Zigarette, Schokolade oder etwas Süßem)?

- Sind Sie manchmal zu müde für Sport?

- Steigt und sinkt Ihre Stimmung wie ein Jo-Jo?

- Nehmen Sie zu, und fällt es Ihnen schwer, abzunehmen, obwohl Sie eigentlich nicht viel mehr essen oder sehr viel weniger Sport machen als früher?

- Haben Sie generell wenig Energie oder sind oft eher müde?

verklebt uns im wahrsten Sinne des Wortes. Zucker verbindet sich im Körper mit Eiweiß und bildet so genannte AGEs (Advanced Glycation Endproducts; »Fortgeschrittene Glykierungsendprodukte«). Diese Verklebungen machen das Eiweiß unbrauchbar. Aber Eiweiß ist im Körper nicht nur in Muskeln enthalten, sondern auch Blutkörperchen, Immunzellen, Bindegewebe etc. bestehen aus Eiweiß. Durch die Verklebung von roten Blutkörperchen beispielsweise wird dieser Teil der Blutkörperchen für den Sauerstofftransport im Blut und in die Zelle unbrauchbar. Eine Verklebung von Gelenksinnenhäuten kann zu verminderter Beweglichkeit und Zerstörung dieser Häute führen. In den Augen kann das gleiche Phänomen zu einer Linsentrübung führen. In der Anti-Aging-Medizin wird das Ausmaß dieser »Verklebung« (das man im Blut messen kann) übrigens zur Berechnung des biologischen Alters verwendet.

### Künstliche Süßstoffe

Künstliche Süßstoffe sind ein heikles Thema, das die Gemüter sehr erregt. Es gibt einige Studien, die verschiedene Süßstoffe mit einem erhöhten Risiko für Krankheiten wie Gehirntumore, Blasenkrebs, Nierenkrebs und sogar mit Todesfällen in Verbindung bringen. Die Hersteller wiederum weisen hunderte von Studien vor, die die Sicherheit dieser Stoffe beweisen sollen. Tatsache ist aber auch, dass die offiziellen Stellen, zum Beispiel die amerikanische Food and Drug Administration, mehr Konsumentenbeschwerden über künstliche Süßstoffe als über jeden anderen Nahrungsbestandteil erhalten. Besonders umstritten ist dabei Aspartam, bei dem die Beschwerden von Kopfweh und Migräne, Stimmungsschwankungen, Schwindel, Erbrechen, Magenkrämpfen, Sehstörungen, Gedächtnisschwund, Müdigkeit/Schwäche über Ausschläge, Schlafstörungen, epileptische Anfälle, Atembeschwerden, Zyklusstörungen bei Frauen, Knochen- und Gelenkschmerzen und Ohnmachtsanfällen bis zum Tod reichen.

Menschen mögen es süß. Das ist ein natürliches Verlangen des Körpers, der dadurch versucht, möglichst viele Nährstoffe und Kalorien zu sich zu nehmen. Künstliche Süßstoffe sollen den Geschmack liefern, jedoch ohne die entsprechenden Kalorien oder Nährstoffe. Süßstoff wird zum Beispiel auch in der Schweinemast verwendet. Mit großem Erfolg. Denn auch Schweine mögen es, wenn es süß schmeckt. Ich glaube allerdings nicht, dass man den Körper langfristig belügen kann. Unser Körper ist so unendlich komplex und intelligent, dass er sich nicht so einfach »austricksen« lässt.

Tatsache ist: Künstliche Süßstoffe sind Stoffe, die in dieser Form in der Natur nicht vorkommen. Auch wenn die Hersteller mancher Stoffe sagen, die einzelnen Bestandteile des Süßstoffes seien natürlich (z. B. zwei Aminosäuren in Aspartam). Das stimmt – aber nicht isoliert und in genau dieser Kombination; und darauf kommt es in der Chemie immer an. Das heißt, dass der menschliche Körper diesen Stoff in den letzten zweieinhalb Millionen Jahren noch nie zu Gesicht bekommen hat. Damit ist zuerst einmal die Leber gefordert, den Stoff für unseren Körper unschädlich zu machen. Manche Stoffe haben nachweislich sehr giftige Abbauprodukte, zum Beispiel (wieder einmal) Aspartam: Dieses wird zu hochgiftigem Methanol und Formaldehyd abgebaut. Unabhängig davon, ob diese Stoffe nun wirklich Krebs oder eine der anderen Krankheiten auf der Liste der Beschwerden verursachen, belasten sie mit Sicherheit die Leber. Und die Leber ist bei den meisten von uns durch fette Ernährung, Alkohol, Smog, Kosmetika, Putzmittel, Waschpulver, die Pille, Antibiotika, Farb- und Konservierungsstoffe aus der Nahrung, Pestizide und Herbizide etc. meist ohnedies schon ganz schön gefordert und würde wahrscheinlich auf eine weitere Belastung durch noch mehr Chemikalien gerne verzichten.

Die Leber braucht zur Entgiftung und Ausscheidung Vitamine, Mineralien, Antioxidantien und Aminosäuren. Damit gehen diese wertvollen Stoffe für Ihren Körper verloren. Das Ziel einer optimalen Ernährung aber ist es, den Körper mit möglichst vielen Mikronährstoffen zu versorgen. Selbst wenn künstliche Süßstoffe keine anderen Schäden anrichten, was ja noch umstritten ist, »kosten« sie Sie auf jeden Fall wertvolle Mineralien und Vitamine – und im Zweifelsfall bekommen Sie davon jetzt schon eher zu wenig.

Auch unsere Geschmacksnerven sind lernfähig. Ich beobachte immer wieder, dass viele Menschen unglaublich viel Süßes, sei es nun künstlich oder natürlich gesüßt, zu sich nehmen. Das geht so weit, dass sie die natürliche Süße von Obst kaum mehr wahrnehmen können. Wenn sie zum Beispiel einmal ein ungesüßtes Müsli kosten, dann schmeckt das für sie »nach nichts«. Ich glaube, wir alle müssen von dem übertrieben gesüßten Geschmack loskommen und wieder lernen, die natürliche Süße von naturbelassenen Nahrungsmitteln zu schmecken.

Mein Rat daher: Vermeiden Sie alles zusätzlich mit Zucker oder künstlichen Süßstoffen Gesüßte, wo immer Sie können. Das geht natürlich nicht immer, aber wenn man zumindest den bewussten Konsum vermeidet, hat man schon viel erreicht.

Wenn Sie ein paar Wochen oder Monate keine künstlichen Süßstoffe essen und dann wieder einmal davon nehmen, werden Sie merken, dass diese genauso schmecken, wie sie heißen: nämlich künstlich. Und viel zu süß. Sie werden aber vor allem die herrliche, wohltuende Süße von natürlichen Nahrungsmitteln wiederentdecken und gar nicht mehr das Bedürfnis haben, so viel Gesüßtes zu sich zu nehmen.

Und wenn Sie doch hin und wieder Lust auf eine kleine Süßigkeit haben, dann halten sie es mit der 80/20-Regel: genießen Sie genau das, worauf Sie gerade Lust haben, und fühlen Sie sich vor allem nicht schuldig dabei. Und ich würde wetten, der Geschmack von künstlichen Süßstoffen ist dann nicht auf der Wunschliste.

## II. Die unverdaulichen Kohlenhydrate

Es gibt aber auch Kohlenhydrate, die wir nicht verdauen können, was sie für uns jedoch nicht wertlos macht. Im Gegenteil! Diese liefern wertvolle Nahrung für die lebenswichtigen Bakterien in unserem Darm. Oft werden diese Kohlenhydrate auch Ballaststoffe genannt, denn früher hielt man sie für »leeren Ballast«.

## Ballaststoffe

Auch hier gibt es wieder verschiedenste Unterteilungen, die wichtigste jedoch ist jene in lösliche und nicht lösliche Ballaststoffe. Beide haben gute und wichtige Eigenschaften für uns, und man sollte versuchen, von beiden ausreichend zu essen.

### Essen Sie genug Ballaststoffe?

Wenn Sie eine oder mehrere der folgenden Fragen mit »ja« beantworten, dann könnte es sein, dass Sie zu wenig Ballaststoffe essen. Je mehr Fragen Sie mit »ja« beantworten, desto wichtiger ist es speziell für Sie. Wenn Sie ganz genau herausfinden möchten, wie sehr Sie dieses Gebiet betrifft, dann füllen Sie auf www.diewalleczekmethode.com einen detaillierten Fragebogen aus, und lassen Sie sich Ihren persönlichen Ernährungsfahrplan erstellen.

- Haben Sie Verstopfung, oder müssen Sie sich anstrengen, wenn Sie Stuhlgang haben?
- Leiden Sie an einem aufgeblähten Bauch oder Blähungen?
- Haben Sie unregelmäßig Stuhlgang (weniger als einmal pro Tag)?
- Haben Sie erhöhten Blutdruck (über 140/90)?
- Haben Sie erhöhte Blutfette (Cholesterin oder Triglyceride)?
- Vermeiden Sie Vollkorn (ungeschälten Reis, Vollkornbrot etc.)?

Lösliche Ballaststoffe sind diejenigen, die ein Nahrungsmittel »schleimig« oder »gelartig« werden lassen, wenn man es einweicht. Bekannte Beispiele sind der Schleim der Leinsamen oder das Apfelpektin, das zum Gelieren verwendet wird. Auch Haferflocken enthalten sehr viele lösliche Ballaststoffe, die sogar helfen können, Cholesterin im Darm zu binden und aus dem Körper zu begleiten, was den Blutcholesterinspiegel senken kann. Das ist einer der Gründe, warum wir Nahrungsmittel möglichst naturbelassen, vollwert (also mit der Schale) essen sollten, denn da stecken die wertvollen Ballaststoffe drin.

## Das Eiweiß – Grundstoff unserer »Ersatzteile«

Die Ersatzteile unseres Autos bestehen aus Eiweiß . Dabei handelt es sich nicht nur um Muskeln und Haut, sondern auch um Fingernägel und Haare, aber auch um alle Immunzellen und Verdauungsenzyme. Sie alle bestehen aus Eiweiß. Unser Körper ist ein Wunderwerk an Recyclingfähigkeit, und so müssen wir pro Tag nur circa ein Promille, also ein Tausendstel, unserer Körpermasse ersetzen. Ein Großteil davon betrifft die Wand des Dünndarms. Unser Dünndarm hat eine enorme Oberfläche, etwa so groß wie ein Tennisplatz. Diese riesige Oberfläche erlaubt es uns, aus unserer Nahrung Nährstoffe möglichst effizient aufzunehmen. Was man aber ebenfalls bedenken muss: Diese Dünndarmwand ist (neben der Lunge) unser größter Kontakt mit der Außenwelt. Ja, das ist richtig: Außenwelt. Denn die Schleimhäute unseres Verdauungstraktes sind nichts anderes als nach innen gestülpte Haut – die Bakterien, die in uns wohnen, sind nicht wirklich in uns, denn in uns beginnt erst, wenn etwas durch die Darmwand hindurch gekommen ist.

Ein wichtiger Punkt: Wir haben keinen Eiweißspeicher im Körper. Fett speichern wir – wie wir alle wissen, wenn wir in den Spiegel schauen – wunderbar, und dieses Fett ist gleichzeitig auch unser Energiespeicher, Eiweißspeicher hingegen gibt es keinen. Daher ist es wichtig, dass wir jeden Tag Eiweiß essen, und noch besser: es über den Tag zu verteilen. Es nützt Ihnen also nichts, wenn Sie am Montag ein 400-Gramm-Steak verdrücken und dafür am Dienstag und Mittwoch kein Eiweiß essen. Das ist nicht nur für Ihren Blutzucker eine Katastrophe, das versorgt Sie nicht mal ausreichend mit Eiweiß.

Die Dünndarmwand ist nur eine Zellreihe dick und wird alle paar Tage ausgetauscht. Der Körper ist sehr bemüht, diese Grenze zur Außenwelt intakt zu halten. Dies ist unter anderem auch der Grund, warum man sehr schnell Muskeln abbaut, wenn man fastet: Das Eiweiß wird dazu verwendet, die Darmwand in Schuss zu halten.

Wir brauchen Eiweiß also für viele Dinge, und zwar circa ein Tausendstel unseres Körpergewichts pro Tag. Ein 80-Kilogramm-Mann sollte also circa 80 Gramm, eine 60-Kilogramm-Frau ungefähr 60 Gramm pro Tag essen. Das klingt nach nicht viel. Aber zum Vergleich: Ein Hühnerei enthält circa acht Gramm Eiweiß. Acht Gramm! Würde ein 80-Kilogramm-Mann seinen Eiweißbedarf also nur durch Eier decken, müsste er mindestens zehn Eier pro Tag essen. Und das nur, um seine

Körpermasse zu erhalten. Wenn er Muskeln aufbauen will oder sich zum Beispiel von einer Krankheit erholen muss, wird's mehr.

Es gibt kaum natürliche Nahrungsmittel, die isoliert nur entweder Eiweiß, Kohlenhydrate oder Fett enthalten. Schließlich sind die Bausteine von Zellen und Energie in der Natur überall sehr ähnlich. Wie schon bei den Kohlenhydraten, von denen die meisten auch mehr oder weniger Eiweiß enthalten, sind auch die Eiweißquellen nicht alle reines Eiweiß, sondern enthalten auch andere Bestandteile. Für die Zwecke der Faustregel aber reicht es, wenn wir sie als Eiweiß betrachten.

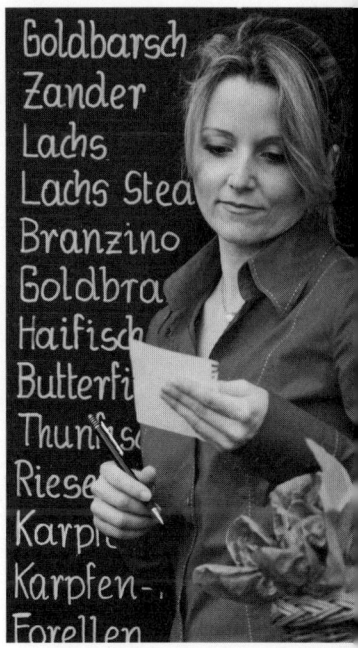

### Eiweißquellen
Eiweiß lässt sich nach seinem Ursprung grundsätzlich in tierisches und pflanzliches Eiweiß unterteilen.

### Eiweißwertigkeit
Eiweiß ist nicht gleich Eiweiß. Es gibt Eiweiß, aus dem wir besonders effektiv Ersatzteile herstellen können, bei anderem fehlen einige Teile, damit das gut klappt. Man spricht dabei von der »Wertigkeit« von Eiweiß. Die Bausteine von Eiweiß sind 20 verschiedene Aminosäuren, aus deren Kombination jedes Eiweiß

95

## Fisch

Studien haben gezeigt, dass Fisch auch dann gut für Ihre Gesundheit ist, wenn er mit Schwermetallen belastet ist, was Fische heutzutage leider häufig sind. Achten Sie darauf, dass Sie möglichst Fische kaufen, die nicht durch Überfischung belastet sind (auf www.diewalleczekmethode.com finden Sie Links zu aktuellen Informationen, welche Fischbestände noch unbedenklich sind). Für Ihre Gesundheit sind Fische aus kalten Gewässern, möglichst mit »Zähnen« (z.B. Lachs, Makrele, Sardine, Thunfisch etc.) am besten. Kleinere Fische (z.B. Makrelen, Sardinen) weisen im Allgemeinen eine geringere Belastung mit Schwermetallen auf.

besteht. Je näher die Zusammensetzung der Aminosäuren in einem Nahrungsmittel der Zusammensetzung von menschlichem Eiweiß entspricht, desto höher ist die Wertigkeit.

Da das Hühnerei dem menschlichen Eiweiß relativ nahe kommt, haben die Wissenschaftler ihm 100 Punkte gegeben. Am Hühnerei werden alle anderen Eiweißarten gemessen: Rindfleisch hat im Vergleich dazu nur 80, Hühnerfleisch 70, Kichererbsen überhaupt nur 44. Soja ist eine löbliche Ausnahme unter den pflanzlichen Eiweißsorten: Da in der Sojabohne alle essenziellen Aminosäuren vorkommen, hat sie eine Wertigkeit von 85. Bei den übrigen pflanzlichen Eiweißarten liegt die Wertigkeit meist viel tiefer.

Wie machen es also die Vegetarier und die Kulturen, die seit

Jahrhunderten vegetarisch leben? Warum fallen denen nicht die Haare aus? Wenn man Eiweiß kombiniert, also zum Beispiel Kichererbsen mit Weizen isst, dann ergänzen sich die enthaltenen Aminosäuren so wunderbar, dass sie zusammen eine höhere Wertigkeit haben als Fleisch. Und das machen sich die vegetarischen Kulturen zu Nutze. So werden zum Beispiel in Mittelamerika schwarze Bohnen mit Mais, in Indien Linsen (Dhal) mit Reis, in China Tofu mit Reis und im Mittleren Osten Kichererbsen mit Weizenbrot gegessen. Es wird also stets eine Hülsenfrucht mit einem Getreide kombiniert. Diese Kombination ist so gut, dass sie in ihrer Wertigkeit manchmal sogar das Hühnerei übertrifft. Und sogar die Qualität des Hühnereis lässt sich noch verbessern: Kombiniert man Ei mit Kartoffeln, so liegt die Wertigkeit weit über 100 und ergibt die bestmögliche Eiweißkombination.

**Tierisches Eiweiß:**

- Fisch, Meeresfrüchte
- Rind, Schwein, Huhn, Truthahn, Wild
- Milchprodukte
- Eier

**Pflanzliches Eiweiß:**

- Bohnen, Linsen, Kichererbsen, Soja (Tofu)
- Nüsse, Samen
- Quinoa

Wenn Sie einen Eiweißbedarf von 70 Gramm pro Tag haben und ein Hühnerei nur circa acht Gramm enthält, was müssen Sie dann überhaupt essen, um genug davon zu bekommen? Machen Sie sich keine Sorgen, es ist heutzutage in der westlichen Welt fast unmöglich, einen Eiweißmangel zu bekommen. Aber worauf Sie unbedingt achten sollten: Eiweiß zu jeder Mahlzeit zu essen, weil Sie das satt macht und hilft, den Blutzucker auszugleichen. Auf der anderen Seite sollten Sie zwar ausreichend, aber nicht zu viel Eiweiß essen, weil Ihr Körper sonst zu »sauer« wird.

Zum Vergleich: In den folgenden Portionen sind jeweils 15 Gramm Eiweiß enthalten. Eine 60-Kilogramm-Frau sollte diese Portionen also etwa dreimal am Tag essen – mit zwei kleinen Zwischenmahlzeiten, die wiederum Eiweiß enthalten, ist sie dann ziemlich genau bei den angestrebten 60 Gramm.

Wenn Sie sehr übergewichtig sind, dann sollte sich Ihr Eiweißbedarf nicht an Ihrem Ausgangsgewicht, sondern an Ihrem Wunschgewicht orientieren. Wenn Sie also z. B. jetzt 85 Kilogramm haben, aber gerne 60 Kilogramm hätten, beträgt Ihr Eiweißbedarf etwa 60 Gramm pro Tag.

### Portionsgrößen von Eiweiß

Die folgenden Portionen enthalten jeweils circa 15 Gramm Eiweiß. Sie sehen, Sie müssen also recht viel Joghurt oder Milch essen, damit Ihr Müsli ausreichend Eiweiß enthält.

- Tofu: 185 Gramm

- Huhn (ohne Haut): knapp 60 Gramm (eine sehr kleine Hühnerbrust)

- Truthahn (ohne Haut): 50 Gramm (ein halbes kleines Brust-stück)

- Lachs: 70 Gramm (ein kleines Filet)

- Thunfisch (aus der Dose, in Wasser): knapp 70 Gramm (ei-ne halbe Dose)

- Sardinen (ohne Öl): 80 Gramm (eine drei viertel Dose)

- Forelle: 65 Gramm (ein halber mittelgroßer Fisch)

- Garnelen: 85 Gramm (sechs große Garnelen)

- Makrelen: 70 Gramm (ein mittleres Filet)

- Austern: 16 Stück

- Joghurt (ohne Zusätze, mager): 440 Gramm (ein großer Be-cher)

- Hüttenkäse: 110 Gramm (ein halber Becher)

- Quark (mager): 110 Gramm (ein knapper halber Becher)

- Hummus (Kichererbsenmus): 180 Gramm (ein kleiner Be-cher)

- Magermilch: 440 Milliliter (knapp ein halber Liter)

- Sojamilch: 415 Milliliter

- Eier, gekocht: zwei mittelgroße

- Quinoa: 110 Gramm (eine Tasse, ungekocht)

- Bohnen (aus der Dose): 130 Gramm Sojabohnen, 225 Gramm dicke Bohnen, 280 Gramm weiße Bohnen, 270 Gramm Kidney-Bohnen

- Linsen: 170 Gramm (eineinhalb Tassen, gekocht)
- Nüsse immer nur in kleinen Mengen essen, z. B. als Snack. Für 15 Gramm Eiweiß müsste man essen: 80 Gramm Mandeln, 100 Gramm Walnüsse, 125 Gramm Haselnüsse

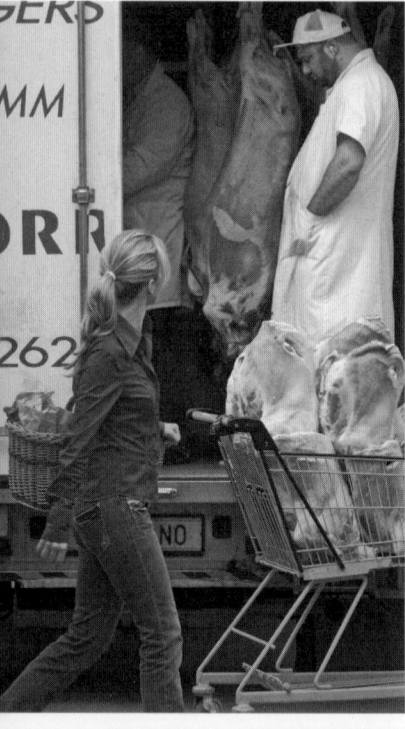

### Wie viel Fleisch ist empfehlenswert?

Sie sind verwirrt? Einerseits soll man jeden Tag Eiweiß essen, weil man es braucht – aber man hört doch immer wieder, dass man nicht so viel Fleisch essen soll? Was stimmt nun?

Beides. Wir brauchen jeden Tag Eiweiß und in ausreichender, aber nicht übertriebener Menge. Es gibt eben nicht nur tierisches, sondern auch pflanzliches Eiweiß. Fleisch enthält neben Eiweiß auch Fette, die zu Entzündungen im Körper beitragen. Daher sollte man, auch wenn die Eiweißwertigkeit von Fleisch sehr hoch ist, nicht öfter als zwei- bis dreimal pro Woche Fleisch essen und maximal ein- bis zweimal Wurst. Insgesamt sollte Fleisch also nicht öfter als fünfmal pro Woche auf dem Speiseplan stehen.

Das klingt eigentlich gar nicht so wenig, wenn man an fünf

von sieben Tagen Fleisch essen darf. Dabei müssen Sie aber bedenken, dass Sie ja pro Tag mindestens dreimal, besser aber fünfmal essen und zu jeder Mahlzeit ein wenig Eiweiß zu sich nehmen sollten. Und bei 35 Mahlzeiten pro Woche sind dann fünf Essen mit Fleisch plötzlich gar nicht mehr so viel.

### Keine Angst vor Eiern

Eier sind ein wunderbares Nahrungsmittel. Vor allem, wenn Sie vollbiologisch erzeugt wurden. Denn auch die Qualität eines Eis hängt direkt mit der Qualität des Futters und den Lebensumständen des Huhnes zusammen.

In einem Ei stecken unglaublich viele Nährstoffe – um genau zu sein so viele, dass Sie daraus einen vollständigen kleinen Vogel bauen können. Mit Federn, Knochen, sehenden Augen, einem funktionierendem Gehirn ... Das mögen Sie jetzt makaber finden, aber genau dafür ist ein Hühnerei gebaut, und daher enthält es auch so viele Nährstoffe. Jetzt wurde Ihnen in den letzten Jahren, ja inzwischen schon Jahrzehnten immer wieder erzählt, dass Eier »so viel Cholesterin« enthalten und dass wir sie daher unter allen Umständen vermeiden sollen. Inzwischen ist klar geworden, dass Eier zwar Cholesterin enthalten, das Cholesterin in der Nahrung aber nicht besonders ausschlaggebend für Ihren Blutcholesterinwert ist. Denn über 80 Prozent des Cholesterins werden in Ihrem Körper als Antwort auf andere Bestandteile Ihrer Nahrung, nämlich Fett und Zucker, produziert. Das Gefährliche an Ihrem Frühstück ist daher vielleicht gar nicht das Ei, sondern das dick mit Butter und Marmelade bestrichene Brot, das Sie dazu essen.

Also: Keine Angst vor Eiern! Man geht davon aus, dass fünf bis sieben Eier pro Woche gesund sind. Abgesehen davon, werden Sie mit der Walleczek-Methode viel weniger versteckte Eier zu sich nehmen, wie sie in Mehlspeisen, Gebäck und Kuchen vorkommen; und die machen bei den meisten Menschen den Großteil des Eikonsums aus (und stammen meist aus Käfighaltung).

## Milch

Milch und Milchprodukte gehören seit vielen Jahrhunderten zu den Hauptnahrungsquellen in unserem Kulturkreis. Das ist übrigens nicht überall so. In Asien, vor allem in China, wird kaum oder gar keine Kuhmilch verzehrt.

Milch ist auf der einen Seite ein wunderbares Nahrungsmittel voller Vitamine, Mineralien, Eiweiß und Kohlenhydrate. Das muss sie auch sein, denn sie ist als alleinige Nahrung ausreichend, damit ein Kalb schnell heranwächst und dabei circa ein Kilo pro Tag zunimmt. Kuhmilch ist die perfekte Nahrung... für Kälber. Sie ist perfekt, um ein (im Vergleich zum Menschen) relativ dummes, grobknochiges, schweres Wesen in knapp sieben Wochen sein Geburtsgewicht verdoppeln zu lassen. Im Vergleich dazu hat der Mensch ein viel komplexeres Nervensystem, zartere Knochen und braucht vier bis sechs Monate, um sein Geburtsgewicht zu verdoppeln. Kuhmilch hat daher auch eine andere Zusammensetzung als menschliche Muttermilch.

Und da Milch für Kühe, aber nicht direkt für den Menschen gemacht wurde, haben wir auch unsere Schwierigkeiten damit.

Denn wir essen Milch und Milchprodukte noch gar nicht so lange. In der Evolution ungefähr erst »seit ein paar Wochen«.

### Problem Laktoseintoleranz

Schätzungen zufolge haben neun von zehn Erwachsenen weltweit die Fähigkeit verloren, Milchzucker, also Laktose, zu verdauen. Das ist keine Allergie (zu der kommen wir noch; siehe Seite 126ff.), sondern da hört man als Erwachsener mehr oder minder auf, ein Enzym zu produzieren, das man für die Verdauung des Zuckers braucht. Und wenn der Zucker dann nicht aufgespalten wird, können wir ihn auch nicht aufnehmen, und der unverdaute Zucker wandert dann in die unteren Darmbereiche, vor allem in den Dickdarm. Dort wohnen Bakterien, die in ihrem Leben keinen Zucker zu Gesicht bekommen – und dementsprechend heftig reagieren.* Das kann zu Blähungen, Verdauungsstörungen, aber eben auch zu Störungen der Aufnahme von anderen Nährstoffen führen. Kinder stellen das Verdauungsenzym noch ausreichend her – was auch sinnvoll ist, denn bei ihnen wurde von der Natur vorgesehen, dass sie die Fähigkeit haben, Milchzucker zu verdauen –, schließlich sollen sie ja mit Brustmilch heranwachsen.

Da dieser Enzymmangel so weit verbreitet ist und bei einigen Völkern, zum Beispiel den Asiaten, Afrikanern oder India-

---

* Wir haben über 400 Arten von Bakterien im Darm, manche lebensnotwendig oder nützlich, andere harmlos, manche sogar schädlich. Zucker liefert Nahrung für einen bestimmten Teil von ihnen, was das Wachstum dieser Bakterien extrem fördert – und damit das Gleichgewicht zwischen den verschiedenen Bakterienarten empfindlich stört. Man spricht dann von einer »gestörten Darmflora«.

nern, bis zu 100 Prozent der Menschen betreffen kann, beginnen manche Wissenschaftler darüber nachzudenken, ob das vielleicht keine krankhafte Erscheinung, sondern vielmehr von der Natur so vorgesehen ist. Denn warum sollte die Natur es ermöglichen, dass ausgewachsene Säugetiere plötzlich die Muttermilch einer anderen Spezies trinken? Vielmehr könnte es eher so sein, dass nur 20–30 Prozent der Bevölkerung es geschafft haben, sich die Fähigkeit, Milch zu verdauen, auch ins Erwachsenenalter zu retten. Da in unserem Kulturkreis Milch schon recht lange und sehr viel konsumiert wird, wird diese bei uns von überdurchschnittlich vielen Erwachsenen vertragen, nämlich ungefähr von 80 Prozent. Was aber auf der anderen Seite auch heißt, dass fast jeder Fünfte Schwierigkeiten mit der Verdauung von Milch hat. Wenn Ihre Vorfahren nicht aus Mitteleuropa stammen, ist die Wahrscheinlichkeit noch größer, dass Sie Probleme mit Laktose haben.

### Problem Allergien

Über Allergien werden wir noch im Detail im Kapitel »Sind Sie allergisch?« sprechen (siehe Seite 126ff.). Hier nur so viel: Laktoseintoleranz und Allergie sind zwei unterschiedliche Phänomene, die getrennt, aber auch gleichzeitig auftreten können.

### Problem Hormone

Milch ist nicht nur eine Ansammlung von Vitaminen und Mineralien, sie enthält auch sehr wirksame Hormone, die sehr wichtig sind, um das Kalb wachsen zu lassen. Der Konsum von Milch und damit dieser Hormone, insbesondere des IGF (insulin-like growth factor), wird von einigen Wissenschaftlern in direkten Zusammenhang mit Brust- und Prostatakrebs gebracht. Die Theorie dahinter lautet sehr vereinfacht ausgedrückt: Die Hormone in der Milch sagen dem Körper, dass er wachsen soll, und diese »Wachstumsmeldung« der Hormone im ausgewachsenen Körper motiviert die Gewebe, die auf Hormone im Allgemeinen empfindlich reagieren, eben dazu, zu wachsen: das Brustgewebe bei Frauen und die Prostata bei Männern. Diese Hormone sind in allen Milchprodukten, auch in Mager- und Diätprodukten, enthalten und werden auch durch Hitze nicht zerstört. In China, wo keine Milch konsumiert wird, beträgt die Brustkrebsrate nur ungefähr ein Viertel.

### *Was heißt das also jetzt für Sie?*

- Für Kinder sind Milch und Milchprodukte wichtig (außer sie sind allergisch darauf).

- Für Erwachsene ist Milch vielleicht nicht so ideal, wie bisher angenommen. Wenn Sie sie gut vertragen, dann essen Sie Kuhmilch/Kuhmilchprodukte, aber vielleicht nicht jeden Tag. Wechseln Sie zwischen den verschiedenen Milchsorten ab, und essen Sie auch einmal Produkte aus Ziegen- oder Schafmilch.

### *Woher bekommen Sie Ihr Calcium, wenn Sie keine Milch trinken?*

Dass Milch und Milchprodukte unsere einzige oder auch wichtigste Calcium-Quelle sind, ist ein Märchen, das uns die Werbeindustrie sehr erfolgreich eingetrichtert hat. Ich hatte einmal

| Calciumgehalt | in mg/100g |
|---|---|
| Mohnsaat | 2500 |
| Sesam (frisch) | 738 |
| Tofu | 500 |
| Petersilie (frisch) | 245 |
| Feige (getrocknet) | 244 |
| Mandeln | 240 |
| Küchenkräuter | 230 |
| Haselnüsse | 230 |
| Kresse (frisch) | 214 |
| Grünkohl (frisch) | 212 |
| Brennnessel (frisch) | 200 |
| Paranüsse | 170 |
| Löwenzahn (frisch) | 158 |
| Kuhmilch (1,5 Prozent Fett) | 120 |
| Fenchel (frisch) | 109 |
| Brokkoli (frisch) | 105 |

eine Klientin, die der festen Meinung war, sie spürte schon, wie ihre Knochen brüchig würden, nur weil sie einmal drei Tage lang keine Milch getrunken hatte. Ein gutes Beispiel dafür, dass Werbung wirklich funktioniert.

Fast jedes Lebewesen braucht Calcium zum Aufbau von »Strukturen« (Mensch/Tier: Knochen; Pflanzen: Stiele, Zweige und Blätter) – und man findet es nicht nur in Milch (die starke Knochen bei Kälbern bilden soll), sondern auch in Feigen (aus jedem der vielen kleinen Samen kann ein kleiner Feigenbaum werden), Nüssen und Samen oder Eiern (so ein Küken hat auch recht viele Knochen), aber auch in Fisch (je kleiner die Fische und je wahrscheinlicher es ist, dass Sie kleine Gräten mitessen, desto höher der Calciumgehalt; Sardinen und Sardellen sind besonders reich an Calcium). Gute Calcium-Quellen sind auch grüne Blattgemüse.

100 Gramm Spinat, Grünkohl oder Löwenzahn haben mehr Calcium als 100 Gramm Milch. Sesam beispielsweise enthält mehr als sechsmal so viel Calcium wie 100 Milliliter Kuhmilch und 100 Gramm getrocknete Feigen ungefähr so viel wie ein kleines Glas Milch. Noch erstaunlicher ist der Mohn: Da haben 100 Gramm über 20-mal so viel Calcium wie Milch! Tofu hat immerhin noch fast die vierfache Menge.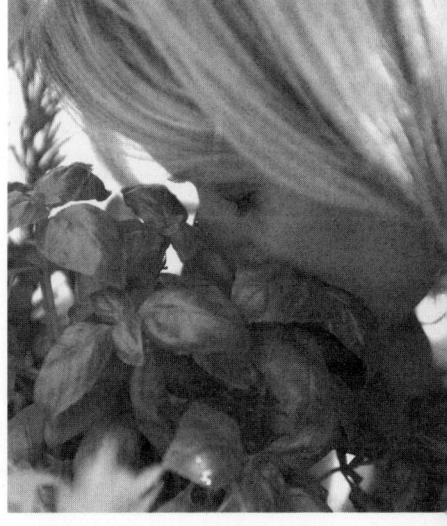

Eine überraschend gute Quelle sind übrigens Mineralwasser: Diese enthalten pro Liter oft um die 400 Milligramm Calcium (= knapp der halbe Tagesbedarf).

Natürlich wird nicht jedes Calcium gleich aufgenommen, und gerade bei gewissen Gemüsen, aber auch bei Mineralwasser ist die Aufnahme schwieriger als bei Milch. Wenn man aber viel Nüsse und Samen, grünes Blattgemüse und Soja isst, so kann auch die mangelnde Aufnahme wieder wettgemacht werden.

Verstehen Sie mich nicht falsch: Osteoporose ist ein wichtiges Thema, und unsere Calciumversorgung sollte uns wichtig sein – ein hoher Milchkonsum ist aber auch nicht der Weisheit letzter Schluss. Im Gegenteil... Es gibt inzwischen sogar Ärzte, die darauf hinweisen, dass ein hoher Milchkonsum den Körper übersäuern kann, was zur Folge hat, dass zur Neutralisation dieser Säure Calcium aus den Knochen gelöst wird. Damit würde Milch dann das genaue Gegenteil dessen bewirken, was sie soll: Statt zur Vorbeugung beizutragen, kann Milch in diesem Fall die Osteoporose sogar fördern.

Wenn die »Milch macht Knochen stark«-Theorie stimmt, dann müsste die Osteoporoserate in den Ländern mit dem höchsten Milchkonsum am geringsten sein. Das ist aber nicht der Fall, im Gegenteil.

Neben Calcium scheinen außerdem noch andere Faktoren eine Rolle für starke Knochen zu spielen. Das »japanische Paradoxon« gibt den Wissenschaftlern, die an die Milch- und Calciumtheorie glauben, Rätsel auf, denn in Japan wird kaum Milch und weniger Calcium konsumiert, als bei uns empfohlen wird, aber trotzdem ist die Osteoporoserate um ein Vielfaches geringer. Mit der zunehmenden Angleichung der Japaner an den westlichen Lebensstil (Ernährung, Rauchen, Alkohol) gleicht sich allerdings auch ihr Osteoporoserisiko an das unsere an. Interessant, oder?

# Fette – die Maschine muss geölt werden

Ihr Auto braucht Benzin, aber auch ein Schmiermittel für den Motor, beides sind Öle. Obwohl es grundsätzlich das Gleiche ist, können Sie unmöglich Motoröl in den Tank schütten oder – noch schlimmer: Versuchen Sie, Ihren Motor mit Benzin zu schmieren – da wird Ihr Auto ganz schnell kaputt.

Das ist bei den Fetten und Ölen in unserer Ernährung nicht anders. Sie haben zwar in der Natur grundsätzlich alle eine sehr ähnliche Struktur, sie unterscheiden sich aber grundlegend darin, welche Funktion sie dann in unserem Körper haben: Es gibt Öle, die wir als »Benzin« verwenden können, und andere, die unsere »Maschine gut geschmiert« halten. Im Allgemeinen wird übrigens etwas als Öl bezeichnet, wenn es flüssig ist, und als Fett, wenn es fest ist – ansonsten ist beides das Gleiche.

Wofür wird welches Fett verwendet? Welche Fette brauchen wir, welche nicht?

## Essenzielle Fette

In der Ernährung wird immer dann etwas als »essenziell« bezeichnet, wenn es der Körper nicht oder nicht in ausreichender Menge selbst herstellen kann, wir es aber für unser Überleben brauchen. Vitamine beispielsweise gehören definitionsgemäß dazu. Es gibt Fette, die für uns essenziell sind, das heißt wir müssen sie regelmäßig essen, um zu überleben. Wie Sie gleich sehen werden, brauchen Sie sie nicht nur zum Überleben, sondern auch um abzunehmen. Das ist unser Motoröl. Andere

## Fehlt Ihnen Fett?

Wenn Sie eine oder mehrere der folgenden Fragen mit »ja« beantworten, dann ist dieses Kapitel besonders wichtig für Sie. Je mehr Fragen Sie mit »ja« beantworten, desto wichtiger ist es speziell für Sie. Wenn Sie ganz genau herausfinden möchten, wie sehr Sie dieses Gebiet betrifft, dann füllen Sie auf www.diewalleczekmethode.com einen detaillierten Fragebogen aus, und lassen Sie sich einen persönlichen Ernährungsfahrplan erstellen.

- Haben Sie trockene, raue oder schuppige Haut?

- Haben Sie trockenes, brüchiges Haar oder Schuppen?

- Haben Sie Stimmungsschwankungen?

- Leiden Sie an depressiven Stimmungen oder sind manchmal richtig »down«?

- Leiden Sie an Angstzuständen oder Anspannungen?

- Werden Sie leicht gereizt?

- Fühlen Sie sich unmotiviert, apathisch oder lethargisch?

- Haben Sie Schwierigkeiten, sich zu konzentrieren, sind Sie leicht verwirrt, oder haben Sie das Gefühl, dass Sie nicht klar denken können?

- Haben Sie ein schlechtes Gedächtnis, wird Ihr Gedächtnis immer schlechter, oder haben Sie Lernschwierigkeiten?

- Haben Sie Regelbeschwerden oder Brustschmerzen?

Fette wiederum, die nicht essenziell sind, kann der Körper leicht selbst herstellen – was er ja auch sehr erfolgreich macht, wie Ihre Waage zeigt. Das ist unser Benzin. Und wie wir wissen, können wir dafür auch Kohlenhydrate verwenden.

Grundsätzlich kann man Fette in *gesättigte* und *ungesättigte* Fette einteilen.* Ungesättigte Fette werden noch einmal unterteilt, und zwar in *einfach ungesättigte* Fette und *mehrfach ungesättigte* Fette. Um die Sache noch komplizierter zu gestalten, werden die mehrfach ungesättigten Fette noch einmal unterteilt: in Omega-6- und Omega-3-Fette. Von dem einen oder anderen haben sie wahrscheinlich schon gehört. Das klingt jetzt alles sehr verwirrend, ist aber einfacher, als es aussieht.

Woran erkennt man aber jetzt, um welches Fett es sich im gegebenen Fall handelt und wofür wir es überhaupt brauchen? Und welche Fette sind essenziell? Alles immer schön der Reihe nach.

**Gesättigte Fette** erkennt man im Allgemeinen daran, dass sie **bei Zimmertemperatur fest** sind. Denken Sie an Speck, das Fett am Schinken, an Butter oder Salami. Das sind jene Fette, die der Körper vor allem zur Energieproduktion verwendet, also unser Benzin. Überschüssiger Zucker wird ebenfalls in diese Art Fett umgewandelt. Und das sind auch die Fette, die Ihr Cholesterin steigen lassen und zur Entzündung im Körper bei-

---

* Ich verwende hier bewusst die Fachausdrücke, weil sie in Literatur und Medien immer wieder vorkommen und ungefähr genauso oft Verwirrung stiften. Ob ein Fett »gesättigt« oder »ungesättigt« ist, hat mit der chemischen Struktur der Fette, mit Doppelbindungen und fehlenden oder überschüssigen Elektronen zu tun; aber das ist für unseren Zweck nebensächlich.

tragen können. Und sie sind, wie Sie aus dieser Liste schon sehen können, definitiv nicht essenziell. Wenn wir das Zeug aus Zucker machen können, dann brauchen wir es ja nicht zu essen.*

*Einfach ungesättigte Fette* erkennt man daran, dass Sie bei Zimmertemperatur flüssig sind, *im Kühlschrank* aber *fest* werden. Ein gutes, kaltgepresstes Olivenöl zum Beispiel wird im Kühlschrank zu stocken beginnen. Auch diese Öle sind nicht essenziell. Wie bitte? Aber Sie dachten doch, Olivenöl sei so gesund? Was ist mit den Wundern der mediterranen Diät? Diese scheint ihre wunderbare Wirkung nur zum Teil auf der Wirkung des Olivenöls aufzubauen, viel wichtiger dürften der hohe Fischkonsum und Nahrungsmittel wie Hülsenfrüchte sein.

Olivenöl hat erwiesenermaßen sehr gesunde Eigenschaften, das macht es aber noch lange nicht essenziell. Außerdem vermuten einige Wissenschaftler, dass die Wirkung des Öls nicht an den enthaltenen Fetten liegt, sondern an den anderen Stoffen, die drin sind und so schöne Namen wie Phytosterine, Iridoide, Oleuropein und Squalen tragen. Deshalb ist es auch so wichtig, qualitativ hochwertiges, möglichst biologisches Öl zu kaufen und nicht irgendeine billige Zweitpressung, bei der die guten Stoffe schon längst zerstört wurden.

---

* Ganz so einfach ist es auch wieder nicht: Wir brauchen Fett, um gewisse Nährstoffe aufzunehmen, aber eben irgendein Fett, und nicht unbedingt gesättigte. Das heißt aber noch lange nicht, dass Sie gesättigte Fette nie mehr essen sollen – Sie sind einfach nur nicht essenziell.

So weit, so gut. Noch ist aber kein Öl in Sicht, das wir unbedingt brauchen. Nicht einmal das gute Olivenöl ist lebenswichtig. Die Salami leider auch nicht.

*Mehrfach ungesättigte Fette* (die klingen schon so essenziell, finden Sie nicht?) erkennen Sie daran, dass Öle, die viel von diesen mehrfach ungesättigten Fettsäuren enthalten, sogar *im Kühlschrank flüssig* bleiben: Sesamöl oder Sonnenblumenöl zum Beispiel. Auch Kürbiskernöl gehört dazu. Außerdem sind diese Öle äußerst empfindlich und werden daher sehr schnell ranzig. Fischöle sind ein gutes Beispiel dafür. Diese Fette haben ganz andere Funktionen im Körper als die oben genannten. Während wir gesättigte Fette vor allem als Energiespeicher sowie zur Polsterung und Isolation verwenden – das meine ich ernst(!); unsere lebenswichtigen Organe sind zum Beispiel mit einem Fettmantel geschützt, und auch die Fettschichten dienen zur Wärmeisolation –, haben die essenziellen Fettsäuren ganz andere Funktionen:

Sie sind essenziell für Haut, Nierenfunktion und Wasserhaushalt, Blutzuckerkontrolle, Nervenübertragung und Gehirn, Hormone und als Energiequelle für das Herz. Ja, Ihr Herz lebt von Fett! Und Sie dachten, Fett ist schlecht für Ihr Herz, oder? Aber gerade darum geht es eben: Die richtigen Fette brauchen wir dringendst – und viele von uns bekommen zu wenig davon.

Sie sind auch wichtig für die Blutzuckerkontrolle. Aha! Dann können diese Fette also beim Abnehmen helfen? Richtig – gut mitgedacht! Essenzielle Fette machen Sie nicht dick, im Gegenteil. Studien haben gezeigt, dass Nüsse beim Abnehmen helfen (und nebenbei helfen können, Ihren Cholesterinwert und Ihr Herzinfarktrisiko zu senken).

### *Worin sind nun die wichtigen, essenziellen Fette enthalten?*

Grob gesagt in Fisch, Nüssen und Samen, wobei die Gruppe der Omega-3-Fette noch wichtiger ist als die der Omega-6-Fette (einfach deshalb, weil wir von den Omega-3-Fetten im Allgemeinen noch weniger bekommen als von den Omega-6-Fetten). Omega-3-Fette sind vor allem in Fisch, aber auch in bestimmten Nüssen und Samen enthalten: Walnüsse, Leinsamen, Kürbiskerne, Raps, Soja und Hanf haben besonders viel davon.

Dazu ein wichtiger Punkt: Wir sprechen immer von der »Gruppe« oder »Familie« der Omega-3- oder Omega-6-Fette, denn nicht alle haben die exakt gleiche Form. Allerdings kann der Körper fast alle Fette innerhalb einer der Familien in eine für ihn brauchbare Form umwandeln. Und dafür – Sie haben es sicher schon erraten! – braucht er Vitamine und Mineralien. Es gibt aber noch eine Tücke: Wenn Sie viele gesättigte Fette (Salami, Wurst, Fleisch ...) essen oder viel Koffein trinken oder viele Transfette essen (dazu kommen wir gleich), dann funktioniert die Umwandlung nicht so gut.

Die Form, die der Körper benötigt, ohne sie umwandeln zu müssen, kommt in Fisch, gewissen Algen und in menschlicher Muttermilch vor. Ja, in Brustmilch! Denn diese Omega-3-Fette sind essenziell für die Bildung eines gesunden Gehirns und Nervensystems. Das geht so weit, dass die Intelligenz, das Ver-

**Nüsse und Samen**

*Ungesalzen:* Ich weiß nicht, wie es Ihnen geht, aber wenn Sie mir eine Packung Salzmandeln hinstellen, esse ich Sie auf. Von der gleichen Menge ungesalzener Mandeln esse ich eine kleine Hand voll und bin satt.

Da die meisten von uns zu viel Salz essen, ist es daher besser, Nüsse ungesalzen zu essen.

*Ungeröstet:* Rösten kann die kostbaren Fette in den Nüssen und Samen zerstören, die sehr hitzeempfindlich sind. Sanft geröstete Nüsse stellen dabei kaum ein Problem dar, aber ungeröstet ist eben gesünder.

halten und die Entwicklung Ihres Kindes noch für einige Jahre nach der Geburt davon bestimmt werden, wie viele essenzielle Fette es während der Schwangerschaft zur Verfügung hatte. Wir alle, ganz besonders aber Schwangere, sollten auf eine ausreichende Zufuhr von essenziellen Fetten achten!

Wenn Sie also Fisch essen, dann bekommen Sie die wichtigen Öle genau in der Form, die der Körper benötigt. Wenn Sie Nüsse und Samen essen, muss der Körper diese erst umwandeln – im Gegensatz zu den Fetten in der Salami kann er das bei Nüssen aber.

Nun sollte klar sein, dass Sie auf jeden Fall mehr Fisch, aber auch viel mehr Nüsse essen sollten. Essenzielle Fette sind eindeutig die »guten« Fette.

Aber so richtig »böse« klingen die gesättigten Fette auch

nicht, oder? Sind sind eben »Benzin«. Sie sollten nicht übermäßig viel davon essen, im Allgemeinen aber weiß Ihr Körper, was er damit tun soll.

Es gibt aber auch »wirklich böse« Fette:

## Transfette

»Lebensmittel verarbeitende Firmen sollten sich weniger um das Ablaufdatum ihrer Produkte als vielmehr um das Ablaufdatum ihrer Kunden kümmern. Das Verbot von teilweise gehärteten Fetten wäre wahrscheinlich der einfachste, schnellste und billigste Weg, jedes Jahr zehntausende Leben zu retten.« (Michael F. Jacobson, Executive Director, Center for Science in the Public Interest, USA)

Transfette kommen in allem vor, was »teilweise gehärtete Fette« enthält, und in allem Frittierten*. Schauen Sie mal auf die Etiketten von Keksen und Knabbereien. Sie werden kaum etwas finden, was keine »(teilweise) gehärteten Fette« enthält. Wenn das draufsteht, sind immer Transfette drin. Auch Margarinen werden oft aus gehärteten Fetten gemacht. Denn wie sollte sonst aus flüssigem Pflanzenöl (dem Ausgangsprodukt der meisten Margarinen), das auch im Kühlschrank flüssig bleibt, eine streichfähige Margarine werden? Richtig: Wie der Name schon sagt, durch Härtung.

Die Härtung von Fetten hilft, das Haltbarkeitsdatum von Fertigprodukten und Frittierölen zu verlängern. Transfette

---

* Es gibt inzwischen auch Frittiermethoden, bei denen die Produkte keine Transfette enthalten. Diese sind dann aber immer als solche gekennzeichnet. Bei uns gibt es das bisher noch kaum oder gar nicht.

kommen in der Natur aber nicht vor.\* Daher weiß Ihr Körper nicht genau, was er damit anfangen soll. Und was noch schlimmer ist: Er hält sie für essenzielle und sehr gute Omega-3- und Omega-6-Fette und verwendet sie an ihrer Stelle. Mit verheerenden Folgen.

### Transfette

- erhöhen das Risiko von Lernschwierigkeiten;
- erhöhen das Risiko von Arteriosklerose, Arterienverhärtung und -verstopfung (= das Risiko von Herzinfarkten und Hirnschlägen);
- erhöhen das Risiko von Diabetes;
- erhöhen das LDL (das »schlechte« Cholesterin) und verringern das HDL (das »gute« Cholesterin)

Die meisten Margarinen, die im Supermarkt erhältlich sind, enthalten heutzutage allerdings keine Transfette mehr, die Backmargarinen aber, welche die Bäcker verwenden, sind noch immer voll davon.

Moment! Das würde ja heißen, dass Margarinen, zumindest früher, zu Herzinfarkten beigetragen haben! Dabei isst man die doch, um das Risiko zu reduzieren! Stimmt! Ist das nicht tragisch?

Nur fünf Gramm Transfette pro Tag, regelmäßig gegessen, erhöhen das Risiko eines Herzinfarktes um 25 Prozent. Ein

---

\* Eine Untergruppe kommt in der Milch vor, aber die halten Wissenschaftler für vernachlässigbar.

Kindermenü bei McDonald's kann da schon die doppelte Menge enthalten. Da bereits jede Portion Fastfood oder Frittiertes die gesundheitlich unbedenkliche Menge überschreitet, hat man Transfette in Dänemark überhaupt verboten. In den USA wird dieser Schritt ernsthaft erwogen. In Österreich sind die zuständigen Stellen der Meinung, man sollte das der Industrie selbst überlassen – aber das wäre ja so, als würde man den Tabakfirmen die Entscheidung überlassen, ob geraucht werden sollte.

## Optimale Fettversorgung

Was sollen Sie jetzt tun, um optimal mit Fett versorgt zu werden?

- Essen Sie mindestens zwei- bis dreimal pro Woche Fisch, möglichst fett.

- Essen Sie mindestens fünfmal pro Woche Nüsse und/oder Samen; möglichst ungeröstet und ungesalzen.

- Vermeiden Sie Transfette, wo Sie können: Essen Sie selten bis nie Frittiertes und achten Sie darauf, dass Kekse und Backwaren, Gewürzmischungen und Suppenwürfel keine »teilweise gehärteten Fette« enthalten.

- Essen Sie weniger gesättigte Fette. Darauf brauchen Sie nicht zu sehr zu achten, denn wenn Sie sich an die Walleczek-Methode halten und vor allem die Faustregel anwenden, werden Sie automatisch weniger Fett essen. Das bisschen Butter auf dem Brot macht dann »das Kraut nicht fett«, wie man so schön sagt.

## Richtiger Umgang mit Fetten

● Verwenden Sie zum Kochen und Braten nur Olivenöl, Butterschmalz, Kokosfett oder Rapsöl, denn mehrfach ungesättigte Fette sollen nicht hoch erhitzt werden, da sie dabei zerstört und damit giftig werden können.
Bewahren Sie Öle, die viele mehrfach ungesättigte Fette enthalten, wie Sesamöl, Leinöl, Sonnenblumenkernöl, Kürbiskernöl usw., im Kühlschrank in möglichst dunklen Flaschen auf.

● Kaufen Sie Nüsse und Samen nie geschrotet oder gemahlen (außer Sie wollen sie sofort verbrauchen), denn die Verletzung der Schale führt dazu, dass sie schneller ranzig werden. Sie können sich einen kleinen Vorrat (für drei bis vier Tage) im Voraus schroten oder mahlen (z. B. in einer alten Kaffeemühle) und in einem verschlossenen Glas im Kühlschrank aufbewahren.

● Kaufen Sie Öle und alle fetten Nahrungsmittel immer möglichst »bio«, weil Schadstoffe und Spritzmittel von Fetten angezogen und dann dort konzentriert gespeichert werden. Die wichtigen »sekundären Inhaltsstoffe« (die Dinge, die das Olivenöl so gesund machen) finden Sie vermehrt in kaltgepressten Ölen.

*Wichtig:* Essen Sie nicht öfter als fünfmal pro Woche Fleisch oder Wurst, aber davon haben wir schon beim Eiweiß gesprochen.

- Vermeiden Sie es, Essen in Fett schwimmend herauszubraten, und achten Sie darauf, dass man das Brot noch durchsehen kann, wenn Sie Butter daraufschmieren.

- Wählen Sie eher fettärmere Käsesorten (denn Sie wollen ja Eiweiß und nicht Fett), und schneiden Sie das sichtbare Fett vom Schinken oder vom Kotelett. Aber genießen Sie trotzdem Schinken und Koteletts und Butter und Käse, wenn Sie das möchten!

## Kühlerflüssigkeit: Trinken

Ein Auto braucht Wasser vor allem dazu, den Motor zu kühlen. Beim Menschen hat Flüssigkeit aber noch ganz andere Funktionen: Ausreichend zu trinken ist nicht nur wichtig für eine gute Verdauung, auch Haut und Haare, Ihre Energie und sogar Ihr Sexleben werden davon beeinflusst, ob Sie genug trinken.

Eine allgemein gültige Aussage zu machen, wie viel man trinken soll, ist schwierig. Tatsache aber ist, dass die meisten von uns zu wenig trinken. Wie viel man trinken soll, ist unter anderem abhängig von Körpergröße, Temperatur und Luftfeuchtigkeit, körperlicher Aktivität und Schweißabgabe, Gesundheitszustand (Durchfall, Nierenkrankheiten) und davon, was man isst.

Der Flüssigkeitsbedarf von Erwachsenen liegt pro Tag bei etwa drei Litern. Wohlgemerkt: bei gesunden Menschen, bei durchschnittlichem Wetter und ohne starke körperliche Anstrengungen. Das heißt aber nicht, dass die gesamte Menge

## Trinken Sie genug? Sind Sie gut hydriert?

Wenn Sie eine oder mehrere der folgenden Fragen mit »ja« beantworten, dann ist dieses Kapitel besonders wichtig für Sie. Je mehr Fragen Sie mit »ja« beantworten, desto wichtiger ist es speziell für Sie. Wenn Sie ganz genau herausfinden möchten, wie sehr Sie dieses Gebiet betrifft, dann füllen Sie auf www.diewalleczekmethode.com einen detaillierten Fragebogen aus, und lassen Sie sich einen persönlichen Ernährungsfahrplan erstellen.

- Haben Sie trockene, raue oder schuppige Haut?
- Haben Sie Schwierigkeiten, eine Erektion zu bekommen, oder haben Sie eher schwache Erektionen?
- Haben Sie Verstopfung oder müssen Sie sich anstrengen, wenn Sie Stuhlgang haben?
- Haben Sie manchmal Magenschmerzen?
- Haben Sie manchmal aufgesprungene Lippen?
- Haben Sie trockenes, brüchiges Haar oder Schuppen?
- Fühlen Sie sich unmotiviert, apathisch oder lethargisch?
- Haben Sie trockene, wässrige oder juckende Augen?
- Haben Sie manchmal Sodbrennen?

getrunken werden muss, denn auch Obst und Gemüse, Suppen und Joghurts enthalten Flüssigkeit. Mit der Walleczek-Methode werden Sie viel mehr Gemüse und Obst essen und damit automatisch mehr Flüssigkeit zu sich nehmen.

Zusätzlich sollten Sie circa eineinhalb bis zwei Liter pro Tag trinken. Empfehlenswert sind dabei Wasser, Mineralwasser und ungesüßte Kräuter- oder Früchtetees. Ich beobachte immer wieder, dass meine Klienten zwar der Meinung sind, kaum Süßes zu essen, ihren Blutzucker aber ständig mit gesüßten Getränken hoch halten.

## Häufige Fragen in Zusammenhang mit dem Trinken
### Kann man zu viel Wasser trinken?
Ja, kann man. Aber ein normaler, gesunder Mensch wird diese Menge kaum trinken können. Wie bei allem gilt auch hier: Alles in Maßen. Glauben Sie nicht, dass Sie sich etwas besonders Gutes tun, wenn Sie plötzlich sechs Liter oder mehr trinken.

### Ist sprudelndes Mineralwasser weniger gesund?
Wichtig ist, dass es persönlich schmeckt! Schließlich gelingt es dann leichter, ausreichend zu trinken! Aus ernährungswissenschaftlicher Sicht ist stilles Mineralwasser auch nicht gesünder als prickelndes. Wenn man aber Magen- oder Darmprobleme hat, ist ein Mineralwasser mit wenig oder keiner Kohlensäure oft verträglicher.

### Darf Kaffee zu den Getränken gerechnet werden?
Lange haftete Kaffee ein Image als Flüssigkeitsräuber an. Bis Ernährungswissenschafter einmal genauer geschaut und gemessen haben. Eine gewisse harntreibende Wirkung nach mehreren Tassen Kaffee ist auch nicht zu leugnen, vor allem, wenn man länger keinen Kaffee getrunken hat. Allerdings gibt

es einen Gewöhnungseffekt. Bei regelmäßigem, moderatem Kaffeegenuss wird der Körper sehr gut mit dem koffeinhaltigen Getränk fertig – das heißt aber noch lange nicht, dass es für Ihren Blutzucker keine Konsequenzen hat.

- Regelmäßig kleine Mengen trinken. Es sollte erst gar kein Durstgefühl entstehen!

- Trinken Sie zum Essen eher wenig, denn größere Mengen können Ihre Magensäfte verdünnen und die Verdauung weniger effizient machen.

- Hübsche Karaffen (eventuell mit »belebenden« Steinen – ob zur Optik oder weil man daran glaubt) am Arbeitsplatz und zu Hause aufgestellt, erinnern öfter ans Trinken.

- Unterwegs immer eine Trinkflasche mitnehmen (praktisch sind solche mit einem Sportverschluss).

- In Pausen häufig auf Gemüse- und Obstsnacks zurückgreifen: Auch sie enthalten Flüssigkeit.

- Manchmal fällt es leichter, mit dem Strohhalm zu trinken. Das funktioniert nicht nur bei Kindern!

- Alkoholische Getränke dienen nur dem Genuss, sie dürfen nicht zur Tagestrinkmenge dazugerechnet werden.

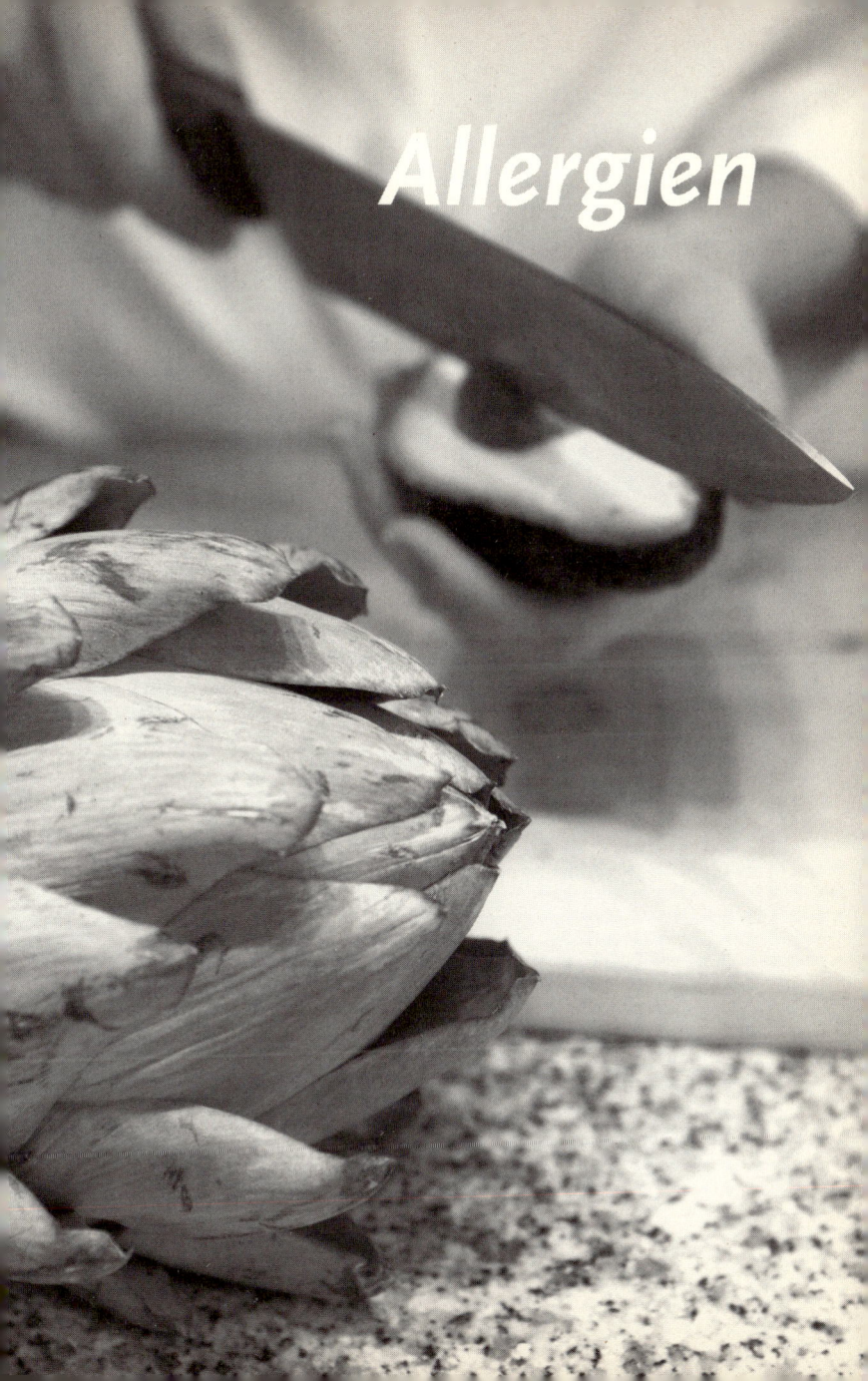

Allergien

# Sind Sie allergisch?

Wie Sie auf bestimmte Lebensmittel reagieren, kann entscheidend dafür sein, wie Sie sich fühlen und wie leicht oder schwer Ihnen das Abnehmen fällt. Dabei können Allergien und/oder Nahrungsmittelintoleranzen eine Rolle spielen.

Vor allem, wenn Sie mehrere dieser Symptome haben, kann es sein, dass bei Ihnen eine Allergie oder Nahrungsmittelunverträglichkeiten eine Rolle spielen.

Als Allergie wird nach der offiziellen Definition eine überschießende und unerwünschte heftige Abwehrreaktion des Immunsystems auf bestimmte und normalerweise harmlose Umweltstoffe (Allergene) bezeichnet, auf die der Körper mit Entzündungszeichen und der Bildung von Antikörpern reagiert.

Aber Allergie ist nicht gleich Allergie und unterscheidet sich von einer Nahrungsmittelunverträglichkeit.

Grundsätzlich gibt es zwei Arten von Allergien:

## »Klassische« Allergie*

Bei der klassischen Allergie reagiert das Immunsystem ziemlich unmittelbar. Innerhalb von einigen Minuten oder spätestens einer halben Stunde zeigt sich die Reaktion: Diese kann von Schwellungen, Atembeschwerden und Juckreiz im Rachen-

---

* IgE-Reaktion

## Sind Sie allergisch?

● Können Sie innerhalb von Stunden (mehrere Kilo) zunehmen?

● Haben Sie nach einer Mahlzeit oft einen aufgeblähten Bauch oder Blähungen?

● Haben Sie Durchfall oder Verstopfung, manchmal sogar abwechselnd?

● Haben Sie (unerklärte) Bauchschmerzen?

● Werden Sie manchmal nach einer Mahlzeit sehr müde?

● Ist Ihr Gesicht verquollen, vor allem um die Augen?

● Fühlt sich Ihr Bauch aufgeschwemmt und schwammig an, wenn Sie ihn drücken?

● Fühlen sich Ihre Arme schwammig an anstatt wie reines Fett und Muskeln?

● Leiden Sie an Heuschnupfen?

● Leiden Sie an Ausschlägen, Juckreiz, Asthma oder Kurzatmigkeit?

● Haben Sie oft Kopfweh?

● Haben Sie andere (unerklärte) Schmerzen?

● Fühlen Sie sich im Urlaub besser, wenn Ihre Ernährung ganz anders ist als zu Hause?

raum bis hin zu Ausschlägen reichen. Wenn die Atemwege zu-
schwellen, kann die Situation auch lebensbedrohlich werden;
daher sollte man solche Allergien sehr ernst nehmen. Meist
wissen die Betroffenen, worauf sie allergisch sind, da die Reaktion sehr unmittelbar ist und vom Arzt auch leicht getestet
werden kann (in Österreich zahlt das die Krankenkasse).

Wenn man diese Allergien einmal hat, dann behält man sie
lebenslänglich. Denn hier reagiert der Teil des Immunsystems,
der ein »Elefantengedächtnis« hat und nie wieder etwas ver-
gisst.

## »Verzögerte« Allergie*

Neben den klassischen Allergien gibt es auch »verzögerte«
Allergien, bei denen zwar das Immunsystem auf einen Stoff
reagiert, allerdings ein anderer Teil davon. Man kann daher
ebenfalls von einer Allergie sprechen, auch wenn die Symptome erst sehr verzögert, bis zu 48 Stunden später, auftreten.
Die Betroffenen leiden an den unterschiedlichsten Symp-
tomen, die häufigsten aber sind Kopfweh und Migräne, Heuschnupfen, Hautausschläge, Bauchschmerzen, Blähungen und
aufgeblähter Bauch, Durchfall und/oder Verstopfung, Wasserstau, Gelenkbeschwerden und Schwierigkeiten beim Abnehmen.

Es ist relativ schwierig und meist sehr teuer, diese »verzögerten Allergien« zu testen. Oft werden diese Reaktionen auch

* IgE-Reaktion oder Non-IgE-Reaktion

»Nahrungsmittelunverträglichkeiten« oder »Intoleranzen« genannt, obwohl auch hier eindeutig eine Abwehrreaktion des Immunsystems vorliegt.

**Die häufigsten Allergene sind:**

- Milchprodukte
- Hefe
- Eier
- Weizen
- Glutengetreide
- Gliadingetreide
- Nüsse (verschiedene)
- Bohnen (verschiedene)
- weißer Fisch
- Schalentiere

- *Milchprodukte:* Dabei gilt: Je weniger Fett etwas enthält, desto eher reagiert man allergisch darauf. Für empfindliche Personen sind Diätprodukte daher wahrscheinlich weniger empfehlenswert. Die meisten sind dabei auf das Eiweiß Casein allergisch. Da Casein in Molke nur in Spuren enthalten ist, wird diese daher oft besser vertragen. Butter besteht zu fast 99 Prozent aus Fett und Wasser, aber kaum Eiweiß. Butterschmalz oder geklärte Butter enthalten Eiweiß nur in

Spuren. Daher vertragen die meisten Allergiker Butter und vor allem Butterschmalz relativ problemlos. Das ist natürlich individuell verschieden, und jeder muss das für sich selbst herausfinden.

- *Hefe (Back- und Brauhefe):* in den meisten Brotsorten, auch im Sauerteig (es gibt zwar auch hefefreien Sauerteig, doch ist dieser dann meist als solcher gekennzeichnet), in Bier, aber auch in Wein, Prosecco und Sekt enthalten. Bei Letzteren, vor allem bei Champagner und nach der Champagnermethode hergestelltem Sekt, wird die Hefe zwar entfernt, Resthefen können aber immer noch enthalten sein.

- *Eier*

- *Weizen*

- *Glutengetreide:* Alle Getreide außer Hirse, Mais, Reis, Quinoa, Amaranth und Buchweizen enthalten Gluten. Dies ist ein Bestandteil des Getreideeiweißes, das sehr schwer verdaulich ist und auf das viele Menschen reagieren. Aber auch für Menschen ohne Allergien scheint es von Vorteil zu sein, nicht ständig viel Gluten zu essen. Also wieder einmal: Bringen Sie Vielfalt in Ihr Leben, und essen Sie nicht ständig das Gleiche!

- *Gliadingetreide:* Gliadin ist ein Bestandteil von Gluten, wobei manche Menschen nur auf diesen Teil, aber nicht auf den ganzen Glutenkomplex reagieren. Das macht das Leben ein wenig leichter, denn dann kommen zu Hirse, Mais, Reis, Quinoa, Amaranth, Buchweizen auch noch die Haferflocken dazu.

- *Nüsse (verschiedene):* Am häufigsten kommt eine Allergie auf Erdnüsse vor, die ja eigentlich keine echten Nüsse sind, sondern zu den Hülsenfrüchten gehören. Und wenn Sie sich vorstellen, dass Sie eine Bohne getrocknet, ungekocht und dann geröstet essen müssen, dann wissen Sie, wie schwer verdaulich die sein kann. Daher ist es auch kein Wunder, dass Erdnüsse leichter vertragen werden, wenn sie gekocht sind. In einigen Ländern werden Sie daher in der Schale gekocht, bevor sie verzehrt werden. Das klingt für uns komisch, schmeckt aber köstlich – und schließlich kochen wir manche Bohnen und Erbsen ja auch in der Schote, machen es also nicht anders.

- *Bohnen (verschiedene)*

- *Weißer Fisch*

- *Schalentiere*

Die gute Nachricht: der Teil des Immunsystems, der für »verzögerte« Allergien zuständig ist, ist recht vergesslich, diese Allergien kann Ihr Körper also wieder verlernen. Dazu muss man aber zuerst wissen, dass und worauf man allergisch ist, und darf den Körper nicht ständig mit genau diesem Stoff bombardieren.

### Warum kann eine Allergie zu Übergewicht beitragen?

Bei der Antwort auf diese Frage sind sich die Experten noch nicht ganz einig, aber der Mechanismus dahinter scheint folgendermaßen zu funktionieren: Jede Allergie, egal ob »klassisch« oder »verzögert«, führt zu einer Entzündung im Körper. Entzündung wiederum führt unter anderem zu einem Wasserstau – was natürlich kein echtes Übergewicht ist, aber wenn Sie zehn oder 20 Kilogramm Wasser herumschleppen, ist das genauso unangenehm und belastet außerdem Ihre Gelenke.

Außerdem werden bei einer Entzündung Immunstoffe ausgeschüttet, die die Zellen unempfindlicher auf Insulin werden lassen, also die Insulinresistenz erhöhen. Mit anderen Worten: Je mehr Entzündung im Körper ist, desto mehr Insulin und Zucker bleiben im Umlauf, weil die Zellen nicht mehr angemessen reagieren. Und wir wissen ja, was passiert, wenn wir viel Zucker und vor allem Insulin im Blut haben: Wir verbrennen kein Fett, und der Zucker wird vermehrt in Fett umgewandelt.

Damit ist dann auch klar, warum eine Allergie das Abnehmen erschweren kann: Denn wenn die Entzündung dazu führt, dass Ihre Zellen nicht angemessen auf das Insulin reagieren, dann werden Sie es härter haben, den Blutzucker ins Gleichgewicht zu bekommen und die »Insulinspitzen« (so heißt das in der Fachsprache, wenn nach einer Mahlzeit viel Insulin ausgeschüttet wird) zu reduzieren.

## Nahrungsmittelunverträglichkeiten

Es gibt allerdings auch echte Nahrungsmittelunverträglichkeiten, die mit einer Allergie nichts zu tun haben – wie z. B. eine Laktoseintoleranz. In diesem Fall produziert der Körper zu wenig von dem Verdauungsenzym, das man braucht, um

Laktose (Milchzucker) zu verdauen. Dabei reagiert aber nicht das Immunsystem, sondern man hat nur Schwierigkeiten, etwas zu verdauen, deshalb handelt es sich auch um eine Unverträglichkeit und nicht um eine Allergie.

Woher kommen dann die Beschwerden? Wenn ein Zucker, z. B. Laktose oder Fructose (Fruchtzucker), der normalerweise restlos vom Körper aufgenommen wird, nicht richtig aufgespaltet oder aufgenommen wird, dann wandert dieser Zucker in untere Darmregionen, wo er dann die Darmflora aus dem Gleichgewicht bringt.

Während Laktose verdaut werden muss und wir als Erwachsene oft einfach nicht mehr das passende Enzym produzieren, um sie aufzuspalten, liegt der Fall bei Fructose anders. Fruchtzucker muss nämlich nicht mehr verdaut, sondern einfach nur aufgenommen werden. Dazu gibt es im Darm einen speziellen Transportmechanismus, der den Fruchtzucker ins Blut »pumpt«. Bei manchen Menschen funktioniert dieser Mechanismus aber nicht sehr effizient oder gar nicht – warum, darüber streiten die Experten noch.

Neben Laktose und Fruktose können aber auch Gluten, gewisse säurehaltige Früchte und Gemüse (Spinat, Zitrusfrüchte), Süßigkeiten (Schokolade) und Fett (Schweinefett, Schmalz, Speck, Kartoffelchips ...) sowie gewisse Gewürze (Paprika, Pfeffer, Essig, Senf) und sogar Getränke (Limonaden, Tees) Nahrungsmittelintoleranzen hervorrufen.

Bei einer Nahrungsmittelunverträglichkeit ist es meistens die beste Lösung, das entsprechende Nahrungsmittel wenig bis gar nicht zu essen. Wenn ein Verdauungsenzym fehlt, wie beim Milchzucker, könnte man das entsprechende Enzym auch mit Tabletten zuführen, die einfach zu der entsprechenden Mahlzeit eingenommen werden – oft wird Milch dann gut vertragen.

Eine andere Möglichkeit ist eine sogenannte Rotationsdiät, die auch bei verzögerten Allergien nützlich sein kann (siehe weiter unten, Seite 138).

## Sie vermuten, eine (verzögerte) Lebensmittelallergie zu haben – was nun?

Als Erstes sollten Sie einmal herausfinden, ob dem wirklich so ist. Dazu müssen Sie wissen, dass Wasserstau, Stimmungsschwankungen, Kopfweh und Migräne, Bauchschmerzen, Blähungen und aufgeblähter Bauch, Durchfall und/oder Verstopfung auch einfach »Nebenwirkungen« Ihrer bisherigen Ernährung sein könnten. Daher würde ich als ersten Schritt empfehlen, einige Wochen die Walleczek-Methode auszuprobieren, bevor Sie sich mit Allergien befassen.

Wenn Sie Ihre Ernährung aber umgestellt haben und sich Ihre Symptome dennoch nicht wesentlich verändert oder gebessert haben, oder wenn Sie sich zwar streng an die Walleczek-Methode halten, sich beim Gewicht aber nicht wirklich etwas tut – dann ist es an der Zeit, herauszufinden, ob Sie allergisch sind.

Viele Menschen haben einen guten Instinkt dafür, was Ihnen nicht guttut. Bei Allergien sind es allerdings häufig jene

Nahrungsmittel, auf die wir am wenigsten verzichten können. Wenn Sie also jemand sind, der sagt: »Ohne Brot kann ich nicht leben!« oder »Sasha, ich lass alles weg, aber Käse muss sein!«, dann wäre es einen Versuch wert, bei genau diesen Lebensmitteln zu testen, ob Sie darauf reagieren. Ein guter Ernährungsberater kann Ihnen dabei helfen.

### Eliminationsdiät

Sie haben also einen Verdacht, und den möchten Sie jetzt testen. Dazu gibt es einen einfachen Test, den Sie selbst machen können.

### *1. Schritt*

Sie vermeiden das betreffende Lebensmittel für mindestens zwei bis drei Wochen völlig. Dabei sollten Sie unbedingt auch auf die versteckten Zutaten in Lebensmitteln achten. Sehr oft sind Milcheiweiß, Hefe oder Weizen zugesetzt. Überprüfen Sie die Inhaltstoffe der Dinge, die Sie essen, sehr genau darauf, ob Sie die entsprechenden Stoffe enthalten (Weizen ist z. B. in Sojasauce enthalten, nicht aber in Tamari). Am besten besorgen Sie sich einen Vorrat an »allergenfreien« Nahrungsmitteln, bevor Sie mit dem Test anfangen.

- Wenn Sie *Weizen vermeiden*, verzichten Sie auf Brot, Kuchen, Kekse, Nudeln, Soßen, gemischte Müslis etc. Dinkel ist eine Urform des Weizens und sollte während der Testphase ebenfalls nicht gegessen werden.

  *Alternativen zu Weizen:* 100 Prozent Roggenbrot (auch Knäckebrot; das muss aber draufstehen, sonst enthält Roggenbrot meist zum Teil Weizen) Reiswaffeln, Soßen, die mit Maisstärke gemacht sind, Müslis auf Mais-, Haferflocken- oder Quinoabasis, Nudeln aus Mais, Reis oder Buchweizen.

- Wenn Sie **Milch vermeiden**, verzichten Sie auf Käse, Milch, Sauerrahm, Schlagsahne, Molke, Joghurt, Butter, Schokolade (außer Bitterschokolade ohne Milchbestandteile) und alle Produkte, die Milchbestandteile enthalten. (Etiketten lesen!) **Gute Alternativen sind:** Sojamilch, Sojajoghurt, Reismilch, Haferflockendrink, Nussbutter etc.

## 2. Schritt

Nach zwei oder drei Wochen essen Sie zu einer Mahlzeit mehr von diesem Lebensmittel, als Sie es normalerweise tun, also für Milchprodukte zum Beispiel ein großes Stück Käse und ein Joghurt. Wenn Sie alle Milchprodukte weggelassen haben, also Produkte aus Kuh-, Schaf- und Ziegenmilch, dann sollten Sie diese unbedingt getrennt voneinander testen. Beim ersten Test essen Sie also zum Beispiel nur Kuhmilchprodukte.

Nach der Testmahlzeit beobachten Sie 48 Stunden lang Ihre Symptome. Wenn Sie plötzlich wieder Durchfall, Ausschlag oder einen Migräneanfall bekommen oder die Waage aus unerklärlichen Gründen plötzlich zwei oder drei Kilogramm mehr anzeigt, dann könnte eine Allergie dahinterstecken. Wenn Sie allerdings zwei Tage lang keine Symptome haben, dann können Sie dieses Nahrungsmittel wieder problemlos in Ihren Speiseplan aufnehmen.

Da die Reaktionen bis zu 48 Stunden später auftreten können, ist es wichtig, in dieser Zeit nichts Ungewöhnliches zu essen und auch keine weiteren Nahrungsmittel zu testen, denn Sie wollen ja sichergehen, dass die Reaktionen, falls welche auftreten, vom getesteten Nahrungsmittel verursacht werden. Wenn Sie am ersten Tag Kuhmilch getestet haben, dann sollten Sie erst frühestens am dritten oder vierten Tag die nächste Gruppe, zum Beispiel Schafmilchprodukte, testen.

## Bluttest

Obwohl die Eliminationsdiät sehr genau und vor allem auch kostenlos ist, ist sie leider auch noch etwas: mühsam. Da das getestete Lebensmittel für mindestens zwei bis drei Wochen strikt weggelassen werden muss, wird dies bei mehreren Lebensmitteln, die man vielleicht testen möchte, nicht nur mühsam, sondern die Ernährung wird auch einseitig. Viel einfacher ist da ein Bluttest.

Es gibt verschiedene Bluttests, die abklären können, ob bei Ihnen eine Allergie vorliegt. Dabei werden die Antikörper (das sind jene Stoffe, die Ihr Immunsystem gegen den »Eindringling« produziert) in Ihrem Blut gemessen. Es gibt unterschiedliche Philosophien darüber, welcher Test nun der beste ist und wie gemessen werden sollte. Fragen Sie am besten Ihren Arzt oder einen auf diesem Gebiet erfahrenen Ernährungsberater. Ich finde wichtig, dass der Test durch wissenschaftliche Studien abgesichert ist – denn er ist ja meist nicht gerade billig, und das Ergebnis kann weitreichende Konsequenzen für Sie haben. Auf www.diewalleczekmethode.com finden Sie mehr Information zu empfehlenswerten Tests.

Bluttests sind besonders dann nützlich, wenn mehrere Allergien vorliegen könnten oder man den Verdacht hegt, gegen etwas eher »Exotisches« allergisch zu sein, also nicht die »Klassiker« Milch, Hefe oder Ei, sondern vielleicht Senfkörner oder Kiwi.

### Rotationsdiät – bringt Vielfalt ins Leben

Sie wissen also jetzt, dass Sie eine »verzögerte« Allergie haben, zum Beispiel auf Kuhmilch. Was tun? Sie können dieses Lebensmittel natürlich für alle Zeiten vermeiden. Vor allem, wenn man auf mehrere Dinge allergisch ist, ist das nicht nur unpraktisch, sondern macht die Ernährung sehr einseitig.

Es gibt aber noch eine andere Möglichkeit. Die »verzögerten« Allergien scheinen nicht nur darauf zu reagieren, *dass* ein bestimmtes Nahrungsmittel gegessen wird, sondern auch *wie viel* und *wie oft* davon gegessen wird. Diesen Umstand kann man sich zunutze machen, indem man von dem betreffenden Lebensmittel nicht jeden Tag und vor allem auch keine großen Mengen isst – und dazwischen immer ein paar Tage Pause lässt. Man spricht dann davon, dass man die Lebensmittel »rotiert«, daher der Name Rotationsdiät.

Um beim Beispiel Kuhmilch zu bleiben: Sie essen also am Montag früh ein Müsli mit Kuhmilch, aber sonst keine anderen Milchprodukte an diesem Tag. Am Dienstag gönnen Sie sich ein Schafmilchjoghurt mit frischen Beeren zur Zwischenmahlzeit, am Mittwoch geben Sie zu Mittag Ziegenkäse auf Ihren Salat, am Donnerstag trinken Sie zum Frühstück einen Fruchtshake mit Bananen und Sojamilch, und erst am Freitag essen Sie wieder etwas mit Kuhmilch.

Für viele, die an einer »verzögerten« Allergie leiden, ist die Rotationsdiät völlig ausreichend, um ihre Symptome zu lindern.* Wer auf mehrere Lebensmittel allergisch ist, muss meist diesen Weg wählen, weil die Ernährung sonst zu schwierig und vor allem einseitig wird.

Und indem Sie gezwungen werden, nicht jeden Tag das Gleiche zu essen, bringen Sie viel mehr Vielfalt in Ihr Leben, was nicht nur gut schmeckt, sondern auch wesentlich gesünder für Sie ist. Das kann man allen empfehlen, nicht nur denen, die unter Allergien leiden.

---

* Das müssen Sie individuell testen. Für manche ist auch einmal pro Woche oder Monat zu viel. Dann müssen Sie das Lebensmittel ganz vermeiden. In dem Fall empfehle ich Ihnen, einen Ernährungsberater aufzusuchen, damit sichergestellt wird, dass Ihre Ernährung nicht zu einseitig wird oder Ihnen wichtige Nährstoffe fehlen.

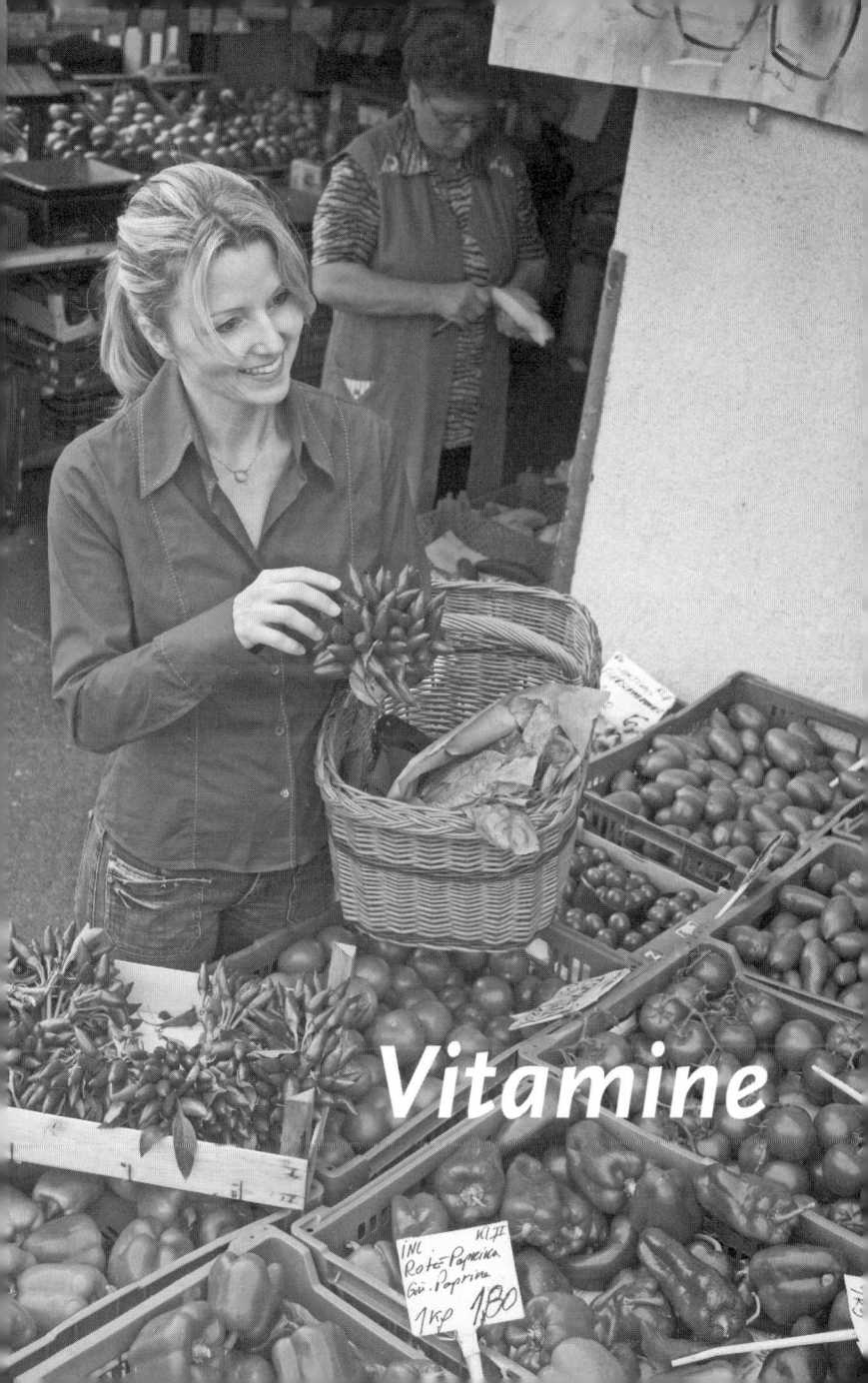

**Vitamine**

INC. M.H.
Rote Paprika
Gü. Paprika
1 kg 1.80

# Vielfalt und Vitamine

Glauben Sie, dass Sie genug Nährstoffe wie Vitamine und Mineralien zu sich nehmen? Die meisten Menschen sind der Meinung, dass sie eigentlich ganz gut versorgt sind. Das kann aber ein großer Irrtum sein, denn Studie um Studie (zum Beispiel der Österreichische Ernährungsbericht 2003) zeigt, dass der Großteil der Bevölkerung nicht einmal die Mindestwerte an allen notwendigen Vitaminen und Mineralien erreicht.

Ob Sie gut versorgt sind, hängt von verschiedenen Faktoren ab:

- Grundsätzlich einmal davon, wie Sie sich ernähren, und da haben Sie mit der Walleczek-Methode schon den ersten großen Schritt in die richtige Richtung getan.

- Von der Qualität der Nahrungsmittel, die Sie essen. Essen Sie meist in Kantinen und Restaurants? Wurde das Getreide in selenarmen oder selenreichen Böden angebaut? Wurde es reif oder unreif geerntet, lange transportiert oder lange vor dem Verzehr verarbeitet und konserviert? Wurde das Gemüse vollbiologisch angebaut oder mehrfach gespritzt?

- Von Ihrer »biochemischen Individualität«. Erinnern Sie sich noch an meinen braun gebrannten Freund? Seine Haut reagiert nicht nur völlig anders auf die Strahlen der Sonne als meine, er hat mit großer Wahrscheinlichkeit auch einen völlig anderen Nährstoffbedarf, um mit der Sonne fertig zu werden. Vielleicht nimmt er Betacarotin besonders gut auf oder verwendet es besonders effizient und muss daher weniger davon essen als ich. Oder er braucht davon einfach weniger, weil die genetisch veranlagte dunklere Pigmentierung seiner Haut ihn von Natur aus besser schützt als mich. Die Gründe können sehr vielfältig sein, Tatsache aber ist: Wir sind »innen« ebenso verschieden wie außen.

• Von Ihren Lebensumständen. Leben Sie in einer versmogten Großstadt oder am Land? Sind Sie täglich der Strahlung von Fernsehgeräten, Computern und/oder Handys ausgesetzt? Verwenden Sie herkömmliche Putz- und Waschmittel, deren Rückstände Sie teilweise einatmen, über die Haut aufnehmen oder sogar essen? Waschen Sie Obst und Gemüse vor dem Verzehr? Sind Sie Raucher, gestresst, verbringen Sie viel Zeit im Verkehr oder in Flugzeugen?

Alle diese Faktoren können Ihren Bedarf an Mikronährstoffen (= Vitamine, Mineralien, Antioxidantien …) erhöhen.

## Bekommen Sie genug?

Unser Gemüse und Obst wird unreif geerntet, was dazu führt, dass noch nicht alle wichtigen Mineralien aufgenommen und Vitamine produziert werden konnten, bevor es schon auf dem Weg zu uns ist. Es wird dann lange transportiert, gelagert und oft begast, damit es nachreift. Transport und Lagerung aber sind auch für Pflanzen »stressig«, und diese verlieren dabei weitere wertvolle Vitamine und Mineralien. Das Gemüse, das schließlich bei uns im Supermarkt landet, enthält also weniger Vitamine und Mineralien, als es könnte oder sollte. Bei Messungen in Supermärkten wurden Orangen gefunden, die überhaupt kein Vitamin C mehr enthielten. Oder Karotten, die statt 18 000 iu Betacarotin nur 70 iu von diesem wichtigen Antioxidant enthielten. Spinat, der statt 158 Milligramm Eisen weniger als ein Tausendstel davon enthielt.

Wir essen Gemüse und Obst, das oft weniger Vitamine und Mineralien enthält, als es sollte, aber dazu kommt noch, dass wir Nahrungsmittel zu uns nehmen, denen die Nährstoffe von vornherein entzogen wurden: Bei der Herstellung von Zucker aus Zuckerrüben gehen über 99 Prozent aller Mikronährstoffe verloren. Die Produktion von Weißmehl entzieht diesem mindestens 50 Prozent der Vitamine, Mineralien und essenziellen Fett sowie fast ein Drittel des Eiweißes.

Um zu dem farblosen, geruchlosen Öl ohne Eigengeschmack zu gelangen, das uns zum Kochen und Backen verkauft wird, werden dem Öl 100 Prozent Eiweiß und Ballaststoffe, 95 Prozent Mineralien, fast alle Vitamine und Nährstoffe wie Lezithin und Phytosterole entzogen. Aber gerade diese Stoffe sind es, die pflanzliche Öle so gesund für uns machen.

In den Ernährungsberichten über Österreich und Deutschland wird die Versorgung mit Selen nicht einmal erhoben. Dabei ist bekannt, dass Mitteleuropa extrem selenarme Böden hat. Selen ist ein wichtiges Antioxidant, das unter anderem der Krebsvorsorge dient und wichtig für die optimale Funktion der

- Essen Sie saisonal und regional. Obst und Gemüse, die in der Umgebung wachsen und gerade Saison haben, müssen oft nicht so stark gespritzt werden, sie werden eher reif geerntet und nicht so lange transportiert.

- Essen Sie so weit es geht naturbelassene und vollwertige Lebensmittel (Vollkorn, ungeschälten Reis), und vermeiden Sie Fertiggerichte.

- Essen Sie frisch gekochte Mahlzeiten. Wenn Sie ein Restaurant kennen, in dem ganz frisch gekocht wird, dann loben Sie den Besitzer, und gehen Sie öfter hin.

- Essen Sie täglich sowohl rohes als auch gekochtes Gemüse.

- Sprossen kann man ganz leicht aus Samen selbst ziehen – sie sind ein wahres Kraftwerk an Nährstoffen.

Schilddrüse ist. Die Verwendung von Kunstdünger bindet außerdem die Mineralien in der Erde, und die Pflanzen nehmen weniger davon auf.

### Nahrungsergänzungsmittel

Es ist heutzutage in der westlichen Welt fast unmöglich, einen echten Vitamin- oder Mineralienmangel zu bekommen. Ein echter Mangel führt zu ganz bestimmten, oft tödlich verlaufenden Krankheiten. Das bekannteste Beispiel ist wohl Skorbut: Als die Seeleute auf ihren ersten Atlantiküberquerungen zu wenig Vitamin C zu sich nahmen, starben viele von ihnen an dieser schrecklichen Krankheit. Die Zugabe von Sauerkraut und Zitronen hat das Problem damals gelöst.

Noch heute orientieren sich die Mindestwerte, was man an Vitaminen und Mineralien zu sich nehmen sollte, an diesen Mangelkrankheiten. Dabei wird immer deutlicher, dass Vitamine und Mineralien (= Mikronährstoffe) viele Funktionen im Körper haben, die weit über die Vermeidung von zum Beispiel Skorbut oder Beriberi (Krankheit bei Vitamin-$B_1$-Mangel) hinausgehen, und es daher fraglich ist, ob die Mindestmengen für alle diese Funktionen ausreichend sind.

Viele Experten gehen davon aus, dass die für den Mindestbedarf an Mikronährstoffen festgelegten Werte viel zu niedrig sind. Sie mögen zwar ausreichen, um echte Mangelerscheinungen zu vermeiden, könnten aber weit entfernt davon liegen, was einer optimalen Versorgung des Menschen entsprechen würde.

Nehmen wir einmal das Beispiel Vitamin C: Es gibt nur vier Spezies, die kein Vitamin C produzieren, nämlich die Primaten (inklusive den Menschen), den Rußbülbül (einen Vogel), das Meerschweinchen und den Flughund (eine Fledermausart). Alle anderen Tiere produzieren ihr eigenes Vitamin C. Mit anderen Worten: Ihr Hund, Ihre Katze, Ihr Pferd, Ihr Kanarienvogel und jedes andere Tier, das Ihnen gerade einfällt, außer den oben genannten, stellen im Körper ihr eigenes Vitamin C her. Die Wissenschaft geht davon aus, dass Menschen, Meerschweinchen, Rußbülbüle und Flughunde in der evolutionären Vergangenheit eine an Vitamin C sehr reiche Nahrung zu sich

**Vitamin-C-Produktion verschiedener Tierarten (Äquivalent zu einem 70-kg-Menschen)**

| | |
|---|---|
| Ziege | 2280–13 300 mg |
| Ratte | 2737–13 902 mg |
| Hase | 1547–15 820 mg |
| Kuh | 1099 –1281 mg |
| Maus | 2352–19 250 mg |
| Schaf | 1736 mg |
| Katze | 336 –2800 mg |

genommen und daher die Fähigkeit verloren haben dürften, dieses selbst herzustellen. Wir Menschen müssen Vitamin C also von außen zuführen, um zu überleben.

Bekommen wir aber immer noch »genug« davon? Die empfohlene tägliche Zufuhr an Vitamin C liegt in Österreich und Deutschland* derzeit bei 100 Milligramm (und musste in den letzten Jahren immer mehr nach oben korrigiert werden). Vergleicht man diesen Wert mit dem, was Tiere produzieren, so ist der Kontrast erstaunlich: Wäre eine Ziege oder eine Maus so groß wie ein Mensch, würde Sie das circa 22-Fache von dem produzieren, was uns im Moment empfohlen wird. Wenn die Ziege krank wird, so kann sie ihre Vitamin-C-Produktion übrigens verfünffachen. Was machen Sie eigentlich in einer sol-

---

* Diese Werte sind sehr länderunterschiedlich, da sind sich die Experten bei weitem nicht einig.

chen Situation? Um 13 000 Milligramm Vitamin C zu bekommen, müssten Sie circa 113 Supermarkt-Orangen essen.

Stress, Rauch, Smog, Strahlenbelastung oder einfach Ihre genetischen Voraussetzungen können den Bedarf an Vitamin C dramatisch erhöhen. Die empfohlenen 100 Milligramm gehen nur vom Mindestbedarf aus, den der durchschnittliche Mensch braucht. Aber erstens ist niemand von uns »Durchschnitt«, und zweitens geht es hier um die optimale Ernährung – der Mindestbedarf ist nur die untere Grenze, an der wir uns orientieren.

**Meine Empfehlung:** Achten Sie auf eine möglichst optimale, möglichst vielseitige und hochqualitative Ernährung, und ergänzen Sie diese mit einem guten Nahrungsergänzungsmittel, zumindest einem Multivitamin-/Multimineralpräparat und zusätzlichem Vitamin C (mehr Information zu empfehlenswerten Nahrungsergänzungsmitteln finden Sie auf www.diewalleczekmethode.com).

Aber das ist nur Vitamin C. Sie benötigen aber darüber hinaus ausreichend von weiteren zwölf Vitaminen und 21 Mineralien. Außerdem gibt es eine ganze Reihe von anderen Stoffen, deren Nützlichkeit festgestellt wurde und von denen wir oft nicht die optimalen Mengen zu uns nehmen: Antioxidantien, essenzielle Fette, sekundäre Pflanzeninhaltsstoffe... Wenn man diese Mikronährstoffe als Ergänzung zu seiner (möglichst guten) Ernährung in Tablettenform nimmt, spricht man von »Nahrungsergänzungsmitteln«. Diese enthalten meist als Basis Vitamine und Mineralien, darüber hinaus aber bisweilen auch noch eine ganze Reihe weiterer nützlicher Substanzen.

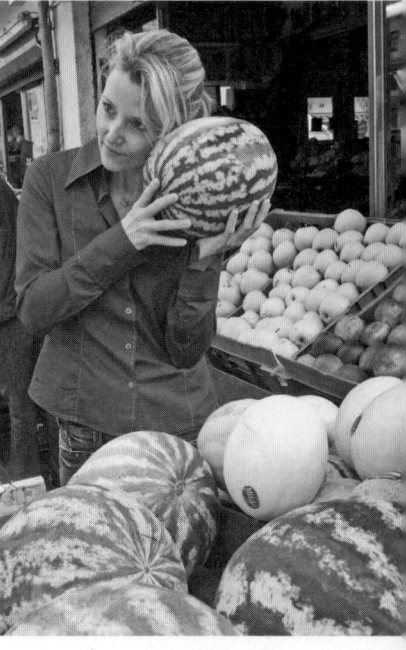

In einer Studie mit 13 500 Personen über 15 Jahren haben amerikanische Wissenschaftler festgestellt, dass die mit Abstand gesündesten Menschen jene sind, die die höchste Versorgung mit Mikronährstoffen aufweisen, wobei die Werte bis zu 20-mal über den empfohlenen Mindestwerten lagen. Die meisten von ihnen nahmen Nahrungsergänzungsmittel (als Ergänzung zu einer überdurchschnittlich guten Ernährung) ein, um auf diese Werte zu kommen.

### Zu viel des Guten – können Nahrungsergänzungsmittel giftig sein?

Genauso, wie man durch zu wenig Vitamine und Mineralien Mangelerscheinungen bekommen kann, gibt es Symptome für ein »Zuviel«. Vor allem die Einnahme von zu viel der fettlöslichen Vitamine A und D kann zu Problemen führen. Ein Ungleichgewicht oder eine übermäßige Einnahme einzelner Vitamine kann zur Folge haben, dass Systeme in Ihrem Körper nicht mehr optimal funktionieren oder es sogar zu Vergiftungserscheinungen kommt. Diese Vergiftungserscheinungen sind jedoch selten und können meist leicht behoben werden, indem man die Vitamine wieder absetzt. Sie sind fast nie lebensbedrohlich oder irreversibel – im Gegensatz zu Vitaminmängeln. Soweit ich herausfinden konnte, gab es seit 1900 vier Todesfälle wegen einer Vitamin-A- oder Vitamin-D-Überdosis: Zwei dieser Fälle waren auf den Konsum von Eisbärleber zurückzuführen, was die meisten von uns aber eher selten essen werden.

Die Nahrungsergänzungsmittel, die bei uns im Handel erhältlich sind, sind so dosiert, dass eine Überdosierung fast unmöglich ist, solange Sie sich an die Hinweise auf der Packung halten. Ihr Apotheker, Arzt oder Ernährungsberater kann Ihnen bei der Wahl der richtigen Nahrungsergänzungsmittel helfen.

Das Ziel dieses Buches ist es, Sie auf den Weg der *für Sie optimalen* Ernährung zu führen. Optimal heißt nicht, dass Sie sich immer perfekt und ohne »Sünden« ernähren – das wäre nicht machbar und vor allem auch sehr langweilig. Optimal heißt, dass Sie in Ihrer Situation mit Nährstoffen und Lebensmitteln so versorgt sind, dass Sie die maximale körperliche, geistige und emotionale Gesundheit erreichen. Mit anderen Worten: dass Sie sich rundum wohlfühlen und das auch in Zukunft so bleibt.

## Bio, ja bitte!

Iprodion ist ein gängiges Spritzmittel. Nach den in Österreich geltenden Richtlinien dürfte ein Kind von einem mit Iprodion gespritzten Obst entweder einen halben Apfel *oder* drei Erdbeeren *oder* eine Tomate *oder* einen halben Salatkopf pro Tag essen – die Experten empfehlen aber mindestens fünf Portionen Obst und Gemüse pro Tag. Und Sie versuchen Ihrem Kind möglichst viel Obst und Gemüse zu geben, weil das ja so gesund ist! Heißt das, dass Ihr Kind vielleicht zu viele Giftstoffe zu sich nimmt? Möglicherweise.

Wir nehmen aber nicht nur Spritzmittel zu uns. In den letzten 20 Jahren haben wir über zehn Millionen neue Chemikalien »erfunden«, die es vorher auf diesem Planeten in dieser Form nicht gab: Reinigungsmittel, Konservierungsstoffe, Aromen, künstliche Hormone, Antibiotika, Spritzmittel, Zusätze zu Motorölen, Kunststoffe …

- Frauen essen zum Beispiel Petroleum, denn das ist in jedem Lippenstift enthalten – und eine Frau isst in ihrem Leben durchschnittlich zwei Kilogramm Lippenstift!

- Sie nehmen Petroleum aber auch durch die Haut auf, denn Petroleum ist in fast jeder Hautcreme enthalten. Die Öle wandern durch die Haut zur Leber, und da Erdöl kein verwertbares Fett für den Körper ist, muss diese sich dann damit herumschlagen.

- Hormonähnliche Stoffe, die Plastikfolien geschmeidig halten, wandern von der Hülle in fette Nahrungsmittel wie zum

Beispiel Käse und können dann dazu beitragen, unseren Hormonhaushalt aus dem Gleichgewicht zu bringen.

Die Liste geht ebenso erschreckend weiter und könnte schier endlos fortgesetzt werden.

Alle diese Stoffe sind zumindest belastend, in vielen Fällen sogar erwiesenermaßen schädlich für uns, wir können sie aber in vielen Fällen kaum vermeiden. Je mehr wir es schaffen, die Belastung unseres Körpers mit diesen »fremden« Stoffen zu reduzieren (im besten Fall muss er sie einfach ausscheiden, im schlimmsten Fall entgiften), desto besser ist es für unsere Gesundheit.

Vollbiologische Nahrungsmittel sind ein erster, wichtiger Schritt dazu.

### Woran erkennt man, dass auch »bio« drin ist, wo »bio« draufsteht?

Bioprodukte sind neben der Kontrollnummer auch noch mit der Aufschrift »aus (kontrollierter) biologischer/ökologischer Landwirtschaft« oder »aus (kontrolliertem) biologischem/ökologischem Anbau/Landbau« gekennzeichnet. Nur diese Bezeichnungen kennzeichnen ein echtes Bioprodukt. Oft stehen allerdings irreführende Aufschriften wie »aus kontrollierter Haltung«, »aus naturnahem Anbau« oder »aus umweltgerechter Landwirtschaft« auf dem Produkt – das hat aber mit »bio« nichts zu tun. Wer sichergehen will, suche nach der Kontrollnummer, die auf jedem Produkt vorhanden sein muss (auf Eier wird sie zum Beispiel einzeln gestempelt).

## Was heißt »bio« überhaupt?

● Für »Bio«-Produkte dürfen keine chemisch-synthetischen Pflanzenschutzmittel und leicht löslichen mineralischen Düngemittel (= »Kunstdünger«) verwendet werden.

● Der Biobauer ist verpflichtet, durch schonende Bodenbearbeitung, natürliche Dünger und ausgewogene Fruchtfolge auf die Erhaltung der Bodengesundheit und -fruchtbarkeit zu achten.

● Die natürlichen Regulationsmechanismen und Selbstheilungsprozesse der Ökosysteme werden gefördert (Nützlingsförderung).

● Bioprodukte sind garantiert gentechnikfrei.

● Tiere müssen artgerecht gehalten werden und dürfen nur vollbiologisches Futter bekommen.

● Wenn ein Tier erkrankt und Medikamente bekommen muss, dann gelten in der Biohaltung viel längere Fristen, bevor Fleisch oder Milch danach verkauft werden dürfen, als bei herkömmlicher Haltung. Dadurch wird garantiert, dass wir keine Medikamentenrückstände mitessen.

● Die Einhaltung dieser Regeln wird bei jedem Biobetrieb mindestens einmal jährlich kontrolliert. Jedes Bioprodukt trägt eine Kontrollnummer, die es als solches kennzeichnet.

Achtung: Die Aufschrift »Freilandeier« oder »Eier aus Bodenhaltung« macht diese Eier noch nicht zu »Bio«-Eiern. Die entsprechenden Hühner bekommen noch immer konventionelles Futter, und es gelten ganz andere Regeln, wie viele Tiere beispielsweise auf einem kleinen Platz gehalten werden dürfen – was oft wenig mit »artgerecht« zu tun hat.

Aber warum sollte Ihnen das überhaupt wichtig sein, wie viel Platz so ein Huhn hat – vielleicht sind Sie nicht besonders tierlieb, und ob das Huhn »glücklich« war oder nicht, ist Ihnen ziemlich egal. Die Antwort ist ganz einfach: Tiere, die nicht artgerecht gehalten werden, sind gestresst und werden schneller krank. Kranke Tiere kann sich aber kein Viehzüchter leisten, und so werden große Mengen an Medikamenten verabreicht, um die Tiere so lange am Leben zu erhalten, bis sie verkauft werden können. Aber ein Tier, das sein Leben lang unter großem Stress gelitten und womöglich mehrmals Medikamente bekommen hat, ist einfach nicht so gesund wie ein »glückliches« Huhn. Und das wirkt sich natürlich auch auf die Qualität der Produkte aus, die wir dann essen. Von etwaigen Medikamentenrückständen im Fleisch ganz zu schweigen.

### Gibt es Beweise, dass »bio« wirklich besser ist?

Ja, die gibt es! Zuhauf! Heute bestreitet niemand mehr, dass vollbiologisch angebaute Produkte die gesünderen sind. Studie um Studie beweist, dass Bioprodukte wesentlich weniger (bis keine) Rückstände von Spritzmitteln enthalten. Chemische Pflanzenschutzmittel sind hochgiftige Substanzen, die auch für den Menschen schädlich sind. In Spuren sind sie auf fast jedem konventionell angebauten, also »gespritzten«, Obst und Gemüse vorhanden, und wir essen sie ständig mit. Bioprodukte enthalten auch mehr Mineralien, Vitamine und vor allem Antioxidantien, was zum Teil daran liegen mag, dass künstliche Dünger die Mineralien im Boden binden und sie daher schwerer von der Pflanze aufgenommen werden können. Tiere, die vollbiologisch gehalten werden, haben auch die besseren Fette in Fleisch und Milch, nämlich wesentlich mehr essenzielle Fettsäuren – denn auch bei ihnen führt Bioernährung zu einem gesünderen Körper, und der hat eben mehr gute Fette.

### Und was bewirkt das beim Menschen?

Wissenschaftler bestätigen, dass die chronische Belastung mit Schadstoffen auf jeden Fall negative Auswirkungen auf die Entwicklung von Babys und Kindern hat. Herbizide, Pestizide und Schwermetalle, die über Nahrungsmittel aufgenommen werden, können die Entwicklung von Gehirn und Immunsystem oder, wieder einmal, die Leber nachhaltig schädigen. Das beginnt schon im Mutterleib und ist bis zum dritten Lebensjahr besonders kritisch. Daher ist es für Kleinkinder besonders wichtig, möglichst »bio« ernährt zu werden.

Die Ernährung hat aber nicht nur auf Kleinkinder dramatische Auswirkungen: Männer, die biologisch erzeugte Nahrungsmittel verzehren, produzieren mehr Spermien. Das hat eine Studie gezeigt, die den Zusammenhang zwischen Spermienkonzentration und Pestizidgehalt in der Nahrung untersuchte. Was Sie essen, bestimmt auch, wie fruchtbar Sie sind.

- Lesen Sie Etiketten, und vermeiden Sie alles, was Ihr Körper nur wieder ausscheiden muss, was aber keine Nährstoffe enthält (Konservierungsmittel, Zusatzstoffe, Aromen, Pestizide, Herbizide).

- Essen Sie, soweit es geht, vollbiologische Nahrungsmittel. Vor allem Öl und alle sehr fetten Nahrungsmittel sollten möglichst »bio« sein, denn Schadstoffe sammeln sich im Fett.

Aber egal ob Sie ein Mann sind, der gerne ein Kind zeugen möchte, oder einfach nur ein paar Kilo abnehmen wollen: Die Giftstoffe, die sich in herkömmlich angebauten Produkten befinden, belasten auf jeden Fall Ihre Leber. Wenn aber die Leber nicht genug Vitamine und Mineralien bekommt, um all diese Giftstoffe (Sie atmen ja nebenbei auch noch Rauch und Smog ein, schmieren sich Petroleum auf die Haut und nehmen über Ihre Kleidung Waschmittel auf) schadlos zu machen, dann »packt« sie sie irgendwohin. Möglichst weit weg von lebenswichtigen Organen. Da bieten sich dann oft Fettpolster an, die sich zum Beispiel auf den Oberschenkeln befinden. Und so kommt es dann, dass unsere Fettpolster immer mehr Giftstoffe enthalten und der Körper sich natürlich schwerer tut, diese Fettpolster abzubauen, solange die Leber keine Kapazität frei hat, um damit umzugehen.

Wie viel »Gift« in diesen Fettschichten abgelagert ist? Fragen Sie einmal einen Medizinstudenten, der schon mal einen

Raucher seziert hat. Der wird Ihnen bestätigen, dass das Fett von Rauchern ganz anders aussieht.

Bio ist wichtig. Für Ihre Gesundheit und für unsere Umwelt.

## Haben Sie schon einmal eine Schafsnase gegessen?

Unsere Supermärkte werden immer voller, gleichzeitig wird unsere Ernährung immer einseitiger. Wie ist das möglich?

Ein paar Beispiele:

- Ein Drittel aller schwarz-bunten Rinder weltweit sind der Nachwuchs von nur zwei Stieren – dank künstlicher Befruchtung und Embryonentransfers. Ein Spitzenbulle wie »Sunny Boy« produziert 2,4 Millionen Spermaproben. Rechnet man jeweils die Kinder- und Kindeskindergenerationen solcher Spermalieferanten hinzu, kann man sich ausmalen, welch genetische Dominanz hier entsteht.

- 99 Prozent aller in Deutschland gehaltenen Schweine stammen aus nur vier Rassen. Bei Rindern sieht es auch nicht viel besser aus: 96 Prozent gehören ebenfalls zu lediglich vier Rassen; und das, obwohl es in Europa 100 unterschiedliche Rinderrassen gibt. Dies führt zu einer massiven Reduzierung der genetischen Vielfalt, was laut Experten zum Teil schwerwiegende Folgen haben kann, denn die hochgezüchteten Tiere sind meist viel anfälliger für Krankheiten und Stress – und müssen immer öfter mit Medikamenten behandelt werden, deren Rückstände wir mitessen.

- Noch vor 100 Jahren gab es am Wiener Naschmarkt über 200 verschiedene Sorten von Äpfeln – wie viele Apfelsorten gibt es in Ihrem Supermarkt, oder wie viele könnten Sie überhaupt nennen? Schon einmal von einer Ananasrenette oder einer Schafsnase gehört? Das sind Apfelsorten!

Wir haben zwar immer mehr verschiedene Produkte in den Regalen, die aber aus immer weniger Rohstoffen bestehen und aus einem immer kleineren Genpool kommen. Nur die Zahl der chemischen Zusatzstoffe, die uns verschiedene Geschmäcker und Farben vortäuschen sollen, wird immer größer. Die meisten von uns ernähren sich sehr einseitig.

Keiner weiß, was es für Folgen haben kann, wenn wir Fleisch essen, das immer aus dem gleichen Genpool kommt, oder was mit der Rinderzucht passieren wird, wenn sich die Rinder, die alle ähnliche genetische Voraussetzungen haben, einmal eine Krankheit einhandeln, für die sie alle anfällig sind.

Fest steht, dass wir erst beginnen zu begreifen, wie wichtig die sogenannten »sekundären Pflanzeninhaltsstoffe« sind. Dazu gehören die wichtigen »Antioxidantien«, die es in den unterschiedlichsten Formen und Arten gibt. Sie haben sicher vom Betacarotin gehört, das die Vorstufe von Vitamin A ist, aber auch selbst wichtige Eigenschaften hat; zum Beispiel schützt es unsere Haut vor der schädlichen UV-Strahlung. Inzwischen weiß man aber, dass es nicht nur ein, sondern über 800 verschiedene Carotinoide gibt. Von den Flavonoiden (eine andere Gruppe, die für große Buntheit oder starken Geschmack sorgt) kennen wir bisher 20 000 – und es werden ständig mehr. Wenn

wir ständig die gleichen Dinge, die gleichen Obst- und Gemüsesorten essen, dann enthalten wir unserem Körper viele dieser Stoffe vor. Umso vielfältiger unsere Ernährung, desto mehr
verschiedene Stoffe nehmen wir zu uns.

Abgesehen davon, dass wir mit der Vielfalt auch einen Teil
unseres Kulturgutes erhalten, sie das Leben interessanter
macht und herrlich schmeckt, tut sie uns auch selbst gut.

### Treiben Sie es bunt!

Essen Sie möglichst bunt und vielfältig. Obst und Gemüse
mit kräftiger Farbe enthält besonders viele wichtige sekundäre
Pflanzeninhaltsstoffe. Das Gleiche gilt für starke Geschmäcker, also beispielsweise scharf oder bitter wie bei Ingwer, Artischocken, Knoblauch oder Chili.

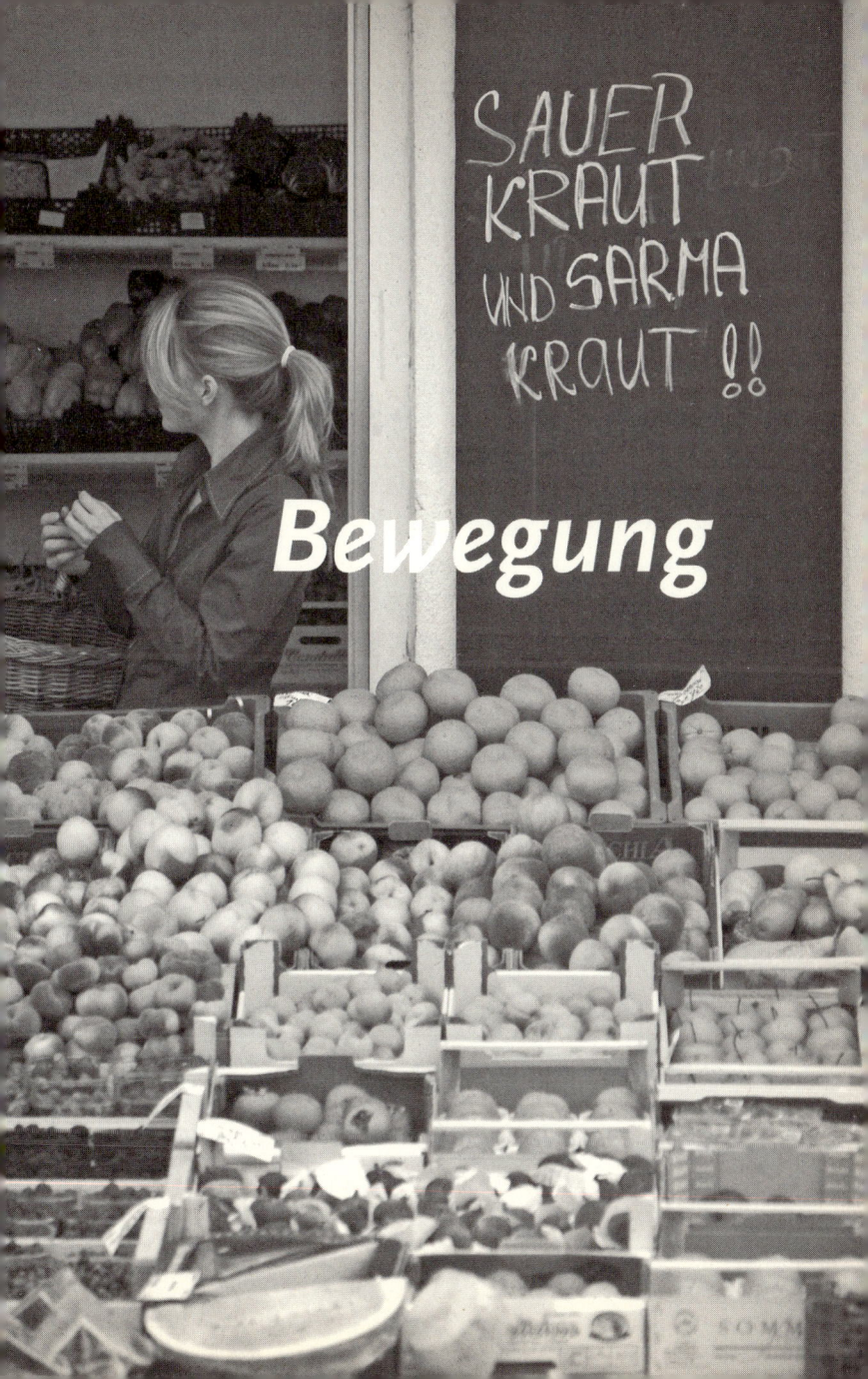

SAUER
KRAUT
UND SARMA
KRAUT !!

Bewegung

# Spielen auch eine Rolle: Sport, Verdauung und innere Schweinehunde

## Du bist doch nicht, was du isst

Eigentlich sollte es nicht heißen: Du bist, was du isst, sondern: Du bist, was du verdaust. Denn die beste Nahrung nützt uns wenig, wenn wir sie nicht richtig verdauen. Man müsste ein ganzes Buch – viel dicker als dieses hier – nur über die Verdauung schreiben und darüber, was Sie tun können, um diese zu verbessern. Es würde also den Rahmen dieses Buches sprengen, im Detail darauf einzugehen.

Wenn Sie die Walleczek-Methode anwenden, tun Sie automatisch schon viel dafür, Ihre Verdauung zu optimieren: Sie essen mehr Ballaststoffe (vor allem lösliche), weniger tierisches Eiweiß, mehr essenzielle Fette, Nüsse und Samen, unterstützen die Leber (die einen wesentlichen Beitrag zur Verdauung leistet) mit grünem Blattgemüse, magerem Eiweiß, weniger Zucker, Fett und Alkohol usw.

Trotzdem können Sie noch einige wesentliche Dinge tun. Überlegen Sie mal: Wo beginnt eigentlich die Verdauung? Im Magen? Im Mund? Die Verdauung beginnt im Kopf, denn wenn Ihnen »das Wasser im Mund zusammenläuft«, wird das ja von Ihrem Gehirn gesteuert. Daher ist es auch so wichtig, dass der Kopf »bei der Sache ist«.

- *Innehalten.* Es ist eine gute Idee, und ein wunderschöner Brauch, vor dem Essen kurz innezuhalten. Genießen Sie die Farben, den Geruch und die Optik – bis Ihnen »das Wasser im Mund zusammenläuft«. Speichel enthält sehr wesentliche Verdauungsenzyme.

- *Gut kauen!* Sie sollten jeden Bissen so lange kauen, bis Sie mit der Zunge an der Struktur allein nicht mehr erkennen können, um was es sich handelt. Sogar flüssige Nahrung, wie Suppen, Joghurts oder Shakes, sollte gut eingespeichelt statt geistesabwesend heruntergestürzt werden.

- *Beim Essen nicht fernsehen, nicht lesen, nicht arbeiten, keine heftigen Diskussionen führen.* Essen Sie nicht im Stehen, sondern setzen Sie sich nach Möglichkeit in Ruhe hin, und nehmen Sie sich Zeit dafür.

- *Trinken Sie nicht zu viel zum Essen.* Ein kleines Glas Wasser oder Wein macht in den meisten Fällen nichts, aber der halbe oder ganze Liter Wasser kann die Verdauungssäfte erheblich verdünnen und macht sie damit weniger wirksam.

Diese Maßnahmen führen nicht nur dazu, dass Sie viel eher merken, wenn Sie satt sind, Sie nehmen auch die Nährstoffe viel besser auf.

Essen, das gut gekaut sowie aufmerksam und mit vollem Genuss gegessen wird und dabei vielleicht gar nicht so hochwertig ist, ist wahrscheinlich letztlich gesünder als das beste Essen, wenn es geistesabwesend, hastig und schlecht gelaunt hinuntergeschlungen wird.

## Bewegung

Bewegung ist wichtig und gesund. Damit sage ich Ihnen wahrscheinlich nichts Neues. Sie sollen sich bewegen, und zwar möglichst mehrmals pro Woche oder sogar täglich. Aber nicht, um »mehr Kalorien zu verbrennen« oder »Ihren Stoffwechsel« anzukurbeln. Wir sind »Bewegungstiere« und können nur optimal gesund sein, wenn wir diesem Bedürfnis auch nachkommen. Bewegung fördert nicht nur die Verdauung, sondern verringert auch die Insulinresistenz (was immer gut ist, wenn man abnehmen möchte), das Risiko von Herz-Kreislauf-Erkrankungen (Herzinfarkt, Gehirnschlag), senkt überhöhten Blutdruck, den Cholesterinspiegel, das Risiko von Brust- und Dickdarmkrebs und Diabetes, hilft Ihnen, gesunde Knochen, Gelenke und Muskeln aufzubauen und reduziert Depressionen und Angstzustände.

Unser 40-jähriger Mann aus der Evolution (Sie erinnern sich noch? – Kapitel »Gebaut für die Steinzeit«, siehe Seite 73) hat sein ganzes Leben lang körperlich gearbeitet – beim Jagen, Fischen, Sammeln und Holzhacken – und hat weite Strecken zu Fuß zurückgelegt. Erst seit wenigen Jahren (für unseren 40-Jährigen sind das erst ein paar Stunden) erlaubt es unser Lebensstil, dass wir fast den ganzen Tag »unbeweglich« verbringen: vor dem Computer, am Telefon, im Auto und abends dann vor dem Fernseher. Es gibt Schätzungen, wonach die durchschnittliche Hausfrau vor 150 Jahren muskulöser war als der heutige durchschnittliche Bauarbeiter. Denn vor 150 Jahren musste sie noch Kohlen schleppen, Feuer machen, den Boden schrubben, die Wäsche von Hand waschen und auswringen und das schmiedeeiserne, mit Kohlen gefüllte Bügeleisen stemmen. Heute erleichtern uns Maschinen fast jede Arbeit.

Die Liste der guten Gründe für Bewegung ist mindestens so lang wie die Liste der Möglichkeiten, die Ihnen offenstehen. Wichtig ist, dass es Ihnen Spaß macht, also suchen Sie sich etwas aus, das Sie anspricht: Tanzen, Jogging, Power Walking, Nordic Walking, Radfahren, Langlaufen, Inline-Skating, Gymnastik, Reiten, Yoga, Trampolin-Springen, Kampfsportarten, Schwimmen, Wandern...

Sie können auch versuchen, mehr Bewegung in Ihr tägliches Leben einzubauen: Parken Sie Ihr Auto ein bisschen weiter weg, und gehen Sie ein paar Schritte zu Fuß ins Büro; steigen Sie schon eine Station früher aus der U-Bahn oder dem Bus, und gehen Sie die letzten Meter zu Fuß; nehmen Sie die Treppe anstatt den Lift; treffen Sie sich mit Ihrer besten Freundin nicht auf einen Kaffee, sondern zu einem Spaziergang im Park. Hauptsache, Sie kommen in Bewegung!

Machen Sie mindestens dreimal pro Woche für mindestens eine halbe Stunde Bewegung, die Ihren Puls merklich erhöht.

## Die Überwindung des inneren Schweinehunds: einfach, aber nicht leicht

Auch wenn Sie die Erkenntnisse aus diesem Buch schätzen, auch wenn Sie wirklich vorhaben, sich gesünder zu ernähren und einige Pfunde abzuspecken – eine dauerhafte Ernährungsumstellung heißt, oft lieb gewonnene Gewohnheiten zu durchbrechen. Das ist nicht leicht. Viele von uns schaffen es erst, wenn ihnen der Körper ernste Warnsignale gibt, oder erst dann, wenn es fast oder ganz zu spät ist.

Die meisten Leser dieses Buches haben ihren biologischen Zenith schon längst überschritten. Das ist sicher der Fall, wenn Sie bereits älter als 20 Jahre sind. Spätestens ab diesem Zeitpunkt geht es mit uns gewissermaßen körperlich bergab. Die Frage ist nur, wie steil bergab es sein muss? Jahrelang merken wir gar nichts davon. Der Körper scheint unsere Sünden zu vergeben. Jahrelang nehmen viele nicht zu. Jeder von uns hat eine schwache Stelle, die natürlich bei jedem etwas anderes ist. Und die Frage ist nicht, ob diese Schwachstelle bricht, die Frage ist nur, wann sie bricht. Sie können dafür sorgen, dass Ihnen Ihr Körper bis ins hohe Alter Freude macht.

Es ist nicht leicht, alte, lieb gewonnene Gewohnheiten zu durchbrechen. Aber es ist einfach. Sie brauchen nur mit gewissen Dingen aufzuhören und mit anderen zu beginnen. Nur mit Disziplin kann man alte Gewohnheiten durchbrechen. Was Ihnen dabei helfen wird, sind Menschen in Ihrem Umfeld – gewinnen Sie sie dafür, Sie in Ihrem Vorhaben zu unterstützen.

Machen Sie sich das Leben nicht allzu schwer. Nehmen Sie sich anfangs nicht zu viel vor. Entwerfen Sie das Ganze als ein Spiel, das Sie auch gewinnen können. Erstellen Sie eine Liste jener Dinge, die Sie nicht mehr essen oder trinken werden, und auch eine Liste jener Dinge, die Sie ab jetzt in Ihren Speise- und Fitnessplan aufnehmen. Versuchen Sie nicht, sich alles zu merken. Schreiben Sie es auf. Kleben Sie das Blatt auf den Kühlschrank oder hängen Sie es gut sichtbar auf. (Auf www.diewalleczekmethode.com finden Sie Vorschläge für Tabellen und Formulare, mit denen Sie Ihre Fortschritte messen können, wenn Sie an so etwas Spaß haben.) Wenn Sie einen Computer mit Outlook oder einen kleinen Taschencomputer haben, dann verwenden Sie das Gerät auch dafür, Sie an Ihr Vorhaben zu erinnern. Vergessen Sie jedoch die 80/20-Regel nicht!

Unsere menschliche Natur wird sich dagegen wehren, unsere alten Gewohnheiten aufzugeben. Wir sind schon so sehr daran gewöhnt, dass es uns als wider unsere Natur vorkommen wird, etwas anderes zu tun. Erst nach geraumer Zeit werden sich alte Gewohnheiten auflösen, und die neue Art sich zu ernähren wird langsam zur lieben Gewohnheit werden.

Wichtig ist, nicht aufzugeben. Und wenn Sie Ihren Schweinehund mal nicht besiegen konnten, dann ist es wichtig, die Flinte nicht ins Korn zu werfen, sondern einfach weiterzumachen – ohne sich dabei schuldig zu fühlen.

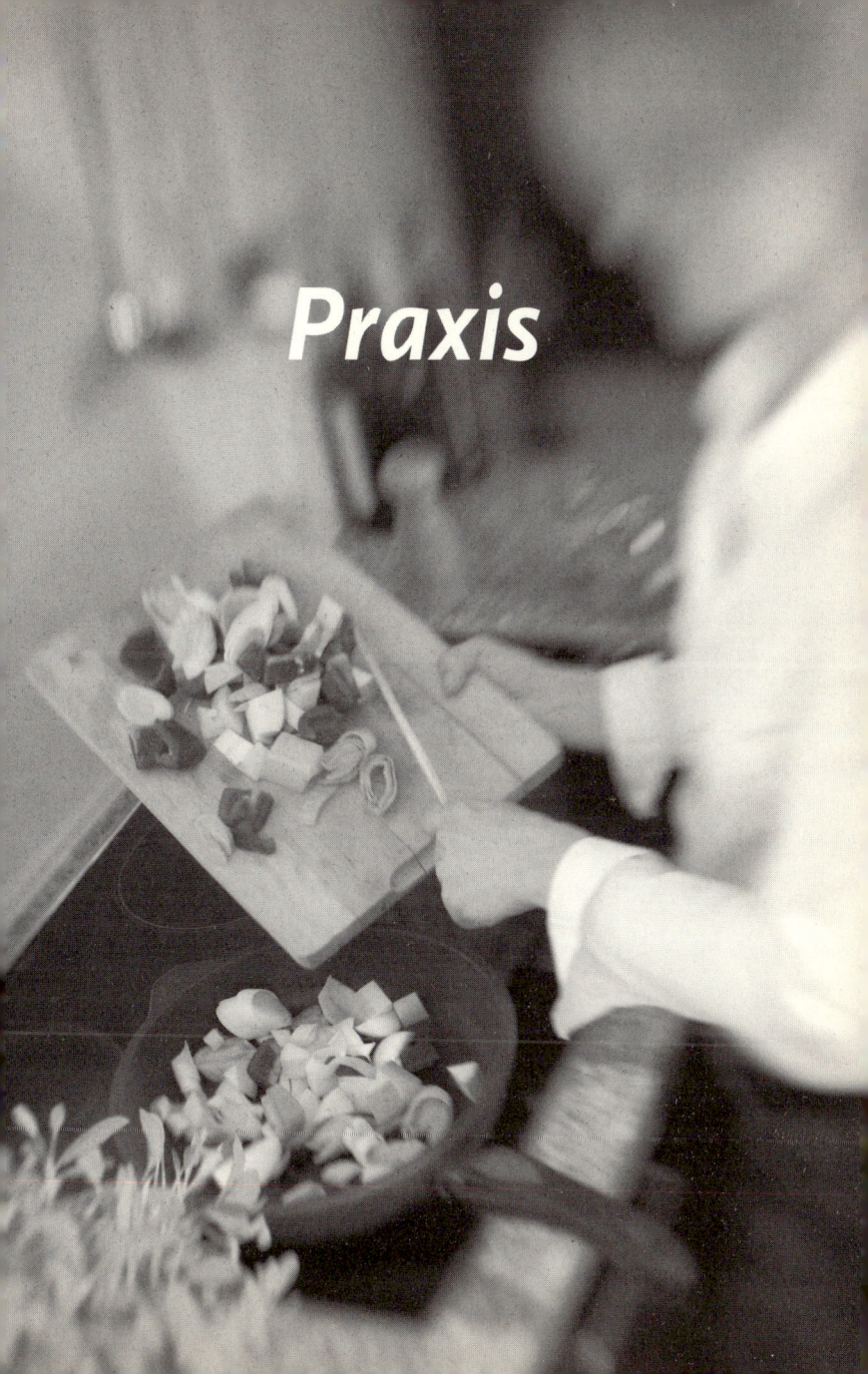

# Praxis

# Jetzt wird's praktisch

## Alle Regeln auf einen Blick

### Die Hauptregeln

1. Halten Sie sich bei den Hauptmahlzeiten an die Faustregel (siehe Seite 58)

2. Essen Sie zu jeder Mahlzeit ein wenig Eiweiß (siehe Seite 93)

3. Nehmen Sie mehrere, dafür kleinere Mahlzeiten zu sich (siehe Seite 172ff.)

4. Essen Sie naturbelassene, vollwertige Nahrungsmittel, also zum Beispiel Vollkornbrot, ungeschälten Reis und möglichst wenig Fertiggerichte (siehe Seite 92f.)

5. Niemals hungern und auch keine Mahlzeiten auslassen. Immer essen, bis Sie satt, aber nicht »voll« sind (siehe Seite 64f.)

6. Halten Sie sich an die 80/20-Regel (siehe Seite 37ff.)

## Weitere wichtige Regeln

7. Reduzieren Sie Ihren Konsum von Koffein, Nikotin und Alkohol (siehe Seite 52ff.)

8. Lassen Sie keinen Müll in Ihren Körper – lesen Sie Etiketten (siehe Seite 50 und 152ff.)

9. Essen Sie so weit es geht vollbiologische Nahrungsmittel (siehe Seite 151ff.)

10. Essen Sie saisonal und regional (siehe Seite 145)

11. Essen Sie frisch gekochte Mahlzeiten (siehe Seite 145)

12. Essen Sie täglich sowohl rohes als auch gekochtes Gemüse (siehe Seite 145)

13. Ergänzen Sie Ihre möglichst optimale Ernährung mit einem guten Multivitamin-/Multimineralpräparat (siehe Seite 145ff.)

14. Treiben Sie es bunt! Essen Sie möglichst bunt und vielfältig (siehe Seite 159)

15. Machen Sie mindestens dreimal pro Woche für mindestens eine halbe Stunde Bewegung, die Ihren Puls merklich erhöht (siehe Seite 164f.)

16. Trinken Sie genug (siehe Seite 121)

## Ihr neuer Tagesablauf

So weit, so gut. Die Theorie ist klar – aber wie soll das jetzt in der Praxis funktionieren? Wie wird ein Tag zukünftig aussehen?

### Frühstück

Man kann gar nicht genug betonen, wie wichtig das Frühstück für Sie ist. Denn wenn Sie nicht frühstücken, dann schüttet der Körper Stresshormone aus (irgendwoher muss der Zucker ja kommen, den Sie für Ihre Energie brauchen), und Sie sind schneller auf der Achterbahn, als Sie Glucocorticoide (Stresshormone auf Fachchinesisch) sagen können – und von der Sie dann den restlichen Tag nur schwer wieder runterkommen.

Idealerweise sollten sie circa eine Stunde bis spätestens zwei Stunden nach dem Aufstehen frühstücken. Das Problem ist, dass Sie, wenn Sie bisher nicht gefrühstückt haben, morgens wahrscheinlich gar keinen Hunger haben. Manchen wird regelrecht schlecht, wenn Sie in der Früh nur an Essen denken. Wenn Sie in dieser Situation sind, dann fangen Sie langsam damit an, eine Kleinigkeit zu essen. Wenn sich Ihr Blutzucker stabilisiert und Sie vor allem nicht mehr spät abends Süßigkeiten oder anderes essen, dann wird der Gedanke an Essen am Morgen erträglicher werden.

Wer früh aufsteht und sofort das Haus verlässt, kann zuerst einmal vielleicht zu Hause etwas Heißes trinken und dann unterwegs oder bei der Arbeit frühstücken. Halten Sie sich dabei unbedingt an die Faustregel: Das süße Gebäck vom Bäcker im Vorbeigehen mit einem Kaffee zählt dabei nicht als Frühstück!

Beim Frühstück ist es am schwierigsten, die Faustregel genau einzuhalten. Achten Sie darauf, dass Sie auf jeden Fall Eiweiß zu sich nehmen (also Eier, Käse, Joghurt, Schinken, Lachs, Hüttenkäse…) und dass die Mahlzeit nicht zu »brotlastig« wird. Ein bis zwei Scheiben Brot oder ein Gebäck, möglichst Vollkorn und gut belegt, sind ausreichend. Essen Sie dazu ein paar Stücke Gemüse, zum Beispiel Radieschen, Tomaten, Gurke, Paprika oder was Ihnen sonst roh gut schmeckt. Sie werden zwar keine ganzen zwei Fäuste schaffen, aber ein Anfang ist für diesen Tag schon mal gemacht.

Machen Sie nicht den Fehler, nur »eine hauchdünne Scheibe Schinken« aufs Brot zu legen und dafür doppelt so viel Brot zu essen. Es kommt auf das Verhältnis an! Und vergessen Sie nicht: Idealerweise sollen Sie in Zukunft nicht öfter als fünfmal pro Woche Fleisch oder Wurst essen; da sollten Sie ihr Schinkenbrot auch ordentlich belegen, denn schließlich zählt das ja auch als »ein Mal«.

### Zwischenmahlzeit Nr. 1

Irgendwann zwischen Frühstück und Mittagessen, meist gegen 10.30 oder 11.00 Uhr gibt's dann eine kleine Zwischenmahlzeit. Lassen Sie sich von den Vorschlägen im Rezeptteil inspirieren, wichtig ist aber, dass immer ein bisschen Eiweiß dabei ist. Wenn alle Stricke reißen, greifen Sie einfach nach einer kleinen Hand voll Nüsse. Wenn Sie jetzt noch ein Stück Obst dazu essen, ist die Zwischenmahlzeit perfekt.

## Mittagessen

Beim Mittagessen richten Sie sich jetzt ganz nach der Faustregel. Die Rezepte in diesem Buch sind nur Vorschläge und sollen Sie inspirieren – Sie können sich aber ganz nach Ihrem Geschmack etwas zusammenstellen.

Wenn Sie eine Mutter mit Schulkindern sind, wird bei Ihnen zu Hause zu Mittag vielleicht warm gekocht. Andere essen im Büro und müssen sich etwas mitnehmen oder kaufen.

In vielen Firmen gibt es Kantinen, was zwar bequem, aber nicht immer das Gesündeste ist. Wenn Sie jeden Tag in eine Kantine gehen (und es Ihnen vielleicht ein bisschen peinlich oder zu umständlich ist, jeden Tag etwas mitzunehmen oder nicht mit den Kollegen essen zu gehen), dann versuchen Sie, das Beste daraus zu machen. Seien Sie sich bewusst, dass das Essen in Kantinen fast ausschließlich aus Halbfertigprodukten besteht, die aufgewärmt wurden und dementsprechend an Nährstoffen verloren haben. Sie werden in den seltensten Fällen Kantinengerichte finden, die von vornherein der Faustregel entsprechen. Aber es gibt sicher überall einen akzeptablen Kompromiss. Essen Sie das Fleisch, und lassen Sie die Hälfte der Kartoffeln liegen. Können Sie um Nachschlag beim Gemüse bitten oder vielleicht als Vorspeise einen Salat essen? Wenn keine Veränderungen am Standardmenü möglich sind, dann bringen Sie eben ein bisschen rohes Gemüse mit ins Büro und knabbern im Laufe des Tages daran, um auf Ihre zwei Gemüsefäuste zu kommen.

Oder noch besser: Starten Sie eine Kampagne in der Firma, um das Essen in der Kantine zu verbessern.

**Zwischenmahlzeit Nr. 2**

Am Nachmittag, idealerweise vor Ihrem üblichen Energietief und der entsprechenden Kaffeepause (in den meisten Büros um circa 15 Uhr), sollten Sie wieder eine Kleinigkeit essen. Wenn Sie für nichts anderes Zeit haben, dann essen Sie wenigstens eine kleine Hand voll Nüsse. Wenn Sie kreativer sein wollen, lassen Sie sich von den Rezepten (ab Seite 203) inspirieren. Wenn Sie normalerweise erst später zu Abend essen, zum Beispiel nach 20 Uhr, und am späten Nachmittag oft ein Energietief oder Heißhunger bekommen, dann sollten Sie unbedingt noch eine dritte Zwischenmahlzeit um diese Zeit einplanen.

**Abendessen**

Abends gilt ebenfalls – wie auch sonst immer – die Faustregel. Idealerweise sollten Sie mindestens einmal am Tag eine frisch gekochte Mahlzeit essen. Wenn Sie das bisher nicht getan haben, wäre es vielleicht an der Zeit, kochen zu lernen. Die Rezepte in diesem Buch sind bewusst so gewählt, dass Sie ganz einfach sind und auch von ausgesprochenen »Nicht-Köchen« gemeistert werden können.

Sie sollten auch jeden Tag nicht nur Gekochtes, sondern auch etwas Rohes (damit ist Gemüse gemeint) essen. Man hört immer wieder, dass man Salat oder Rohkost am Abend nicht essen soll. Ich habe dafür weder eine wissenschaftliche Begründung (für »Gärung« im Magen gibt es keine Beweise), noch habe ich bisher negative Erfahrungen in dieser Hinsicht mit meinen Klienten machen können, solange die Mahlzeit nicht zu spät eingenommen wird.

Aber was ist zu spät? Wie spät sollte man denn eigentlich noch etwas essen? Man geht davon aus, dass der Magen leer sein soll, wenn man einschläft, vor allem, um größere Insulinausschüttungen am Abend zu vermeiden, was den Schlafrhythmus und wichtige Hormonausschüttungen in der Nacht empfindlich stören kann.

Eine normale Mahlzeit bleibt je nach Größe und Zusammensetzung zwischen einer und zwei bis drei Stunden im Magen. Wenn Sie also normalerweise um 23 Uhr schlafen gehen, dann sollten Sie bis circa 20 Uhr gegessen haben. Wenn Sie einmal später nach Hause kommen und Hunger haben, dann greifen Sie zu etwas leicht Verdaulichem wie zum Beispiel Misosuppe (siehe Seite 243) oder gedämpftem Gemüse mit Quinoa (siehe Seite 288).

## Ja, aber ...! Gute Freunde, Familie und andere Fallen

- *Ich hab's extra für dich gekocht!* Hmm ... schwierige Situation. Vor allem, wenn ein lieber Mensch vielleicht stundenlang für einen in der Küche geschuftet hat. Wenn Sie die Faustregel da irgendwie unterbringen, dann versuchen Sie es – sonst schreiben Sie es als einen »80/20-Tag« ab, und kehren Sie mit der nächsten Mahlzeit zu Ihren Prinzipien zurück. Und vielleicht können Sie ein paar kleine Hinweise anbringen, dass das nicht wieder passiert. Denn liebe Menschen wollen einem eigentlich nur Gutes.

- *Ein bisschen schadet dir nicht! Oder: Du warst so brav mit deiner Diät, das hast du dir verdient!* Die Umgebung will zwar hilfreich sein, macht aber oft genau das Gegenteil und sabotiert die guten Vorsätze. Machen Sie sich nicht zu viel Druck. Die Walleczek-Methode ist keine Diät, sondern ein Plan für den Rest Ihres Lebens, und da können Sie sich die eine oder andere Ausnahme hin und wieder gönnen. Wenn das aber immer wieder vorkommt, dann sollten Sie die Motive Ihrer Liebsten hinterfragen oder einfach deutlich um Unterstützung bitten. Oft steckt ein bisschen Egoismus (Keiner mehr da, der mit mir feiert!) oder Neid (darauf, wie leicht Ihnen das Abnehmen fällt) dahinter. Machen Sie es deutlich, wie wichtig Ihnen Ihre Gesundheit ist!

- *Aber du bist doch auf Urlaub!* Urlaub gilt immer als die große Ausnahmesituation, in der man alles darf. Aber auch hier funktioniert die Walleczek-Methode, ohne dass der Genuss zu kurz kommt. (Siehe Seite 192)

- *Ich muss für die ganze Familie kochen, da kann ich nicht auch noch auf eine Diät Rücksicht nehmen!* Ihre Familie muss es gar nicht merken, dass Sie auf »Diät« sind. Außerdem ist die Walleczek-Methode nicht nur für Menschen, die abnehmen wollen. Mehr dazu auf Seite 15 und 192.

- *Aber mein Partner geht gerne essen!* Wer tut das nicht? Die Walleczek-Methode lässt sich auch in Restaurants problemlos anwenden. Tipps dazu auf Seite 189f.

- *Ich habe viele Geschäftsessen!* Hier gilt das Gleiche wie in der Familie: Ihre Geschäftspartner müssen nicht mal bemerken, dass Sie irgendetwas anders machen. Ich bin noch nie gefragt worden, warum ich den Reis nicht aufesse oder warum ich meinen Wein nicht ausgetrunken habe. Sie können sich ja, wenn es die Höflichkeit empfiehlt, ein Glas Wein einschenken lassen. Nippen Sie langsam daran und trinken Sie dazwischen viel Wasser. Nachspeise? Kaffee? Nein danke, heute nicht, ich bin satt. Sie werden merken, wie viel mehr Energie Sie bei den späteren Verhandlungen haben werden – und um wie viel klarer Ihr Kopf bleibt. So ist die Walleczek-Methode auch noch gut für Ihr Geschäft...

## Einkaufsliste und Vorräte

Man sollte immer genug zu Hause haben, damit man sich, auch wenn mal keine Zeit zum Einkaufen war, schnell etwas Leckeres und Gesundes zum Essen machen kann, ohne dass gleich der Pizzaservice gerufen werden muss.

Aber das heißt nicht, dass man alles auf der folgenden Liste immer zu Hause haben muss. Suchen Sie sich aus jeder Kategorie zwei oder drei Dinge aus, die Ihnen schmecken – frische, unraffinierte und naturbelassene Lebensmittel ohne Konservierungsmittel können sonst auch recht leicht verderben.

Die Liste soll auch eine Gelegenheit bieten, auf neue Ideen zu kommen. Bringen Sie Vielfalt und Variation in Ihr Leben! Wenn Sie jede Woche nur ein neues Lebensmittel kosten, das Sie vorher nicht kannten, dann haben Sie in einem Jahr über 50 neue Dinge probiert!

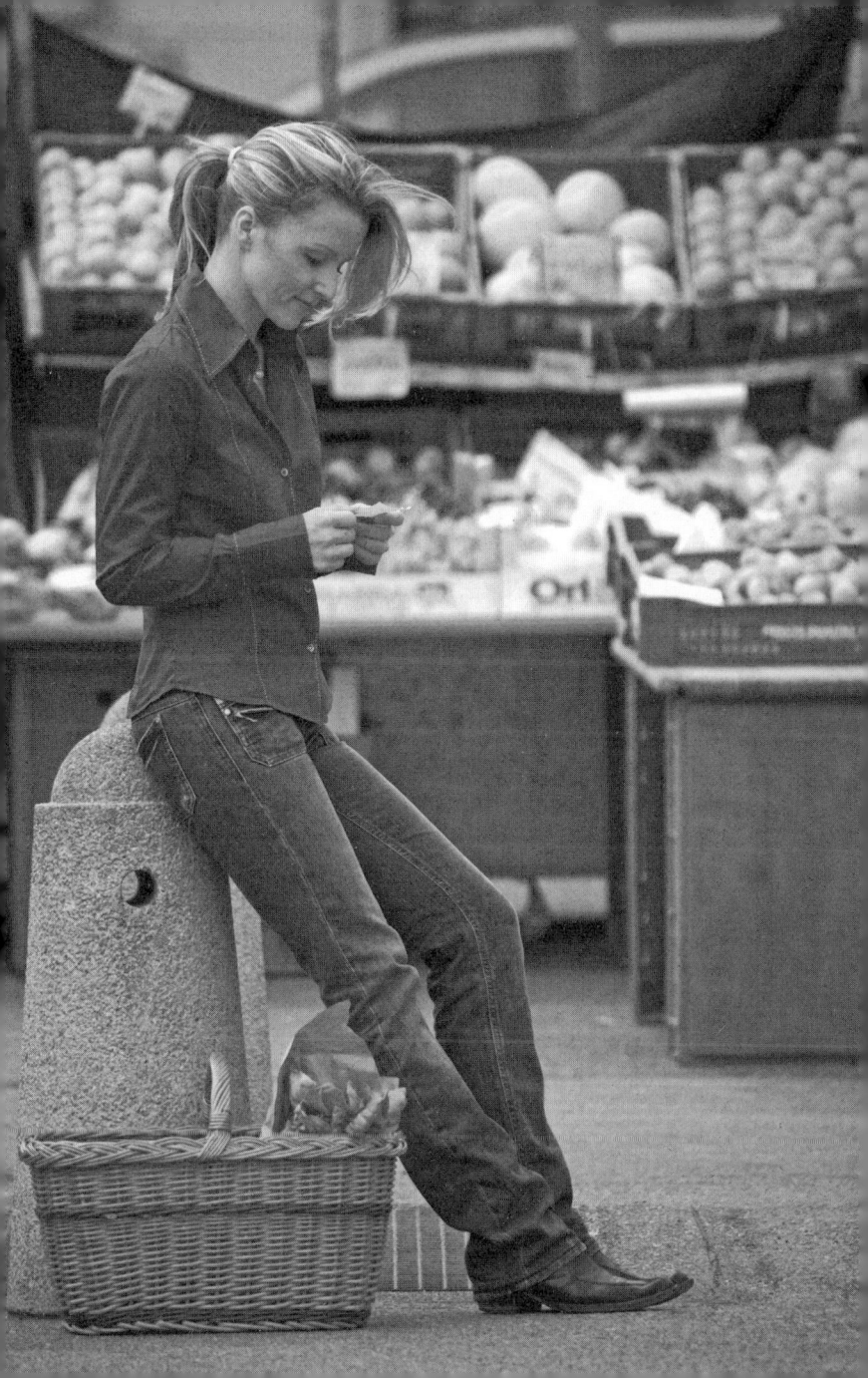

| Lebensmittel | Fakten | Wofür |
|---|---|---|
| **Eiweiß** | | |
| »Sojaschnetzel« heißt eigentlich TVP, so viel wie texturiertes Sojaprotein und ist (einmal eingeweicht) täuschend echt zu Fleisch. | »Sojafleisch« ist getrocknetes Sojaprotein und hält fast ewig! Von Sojaschnetzeln in groß und klein, Sojawürfeln, Sojagranulat für »Hackfleisch« **(Tipp!)** bis hin zu richtigen Schnitzeln findet man vieles! Einfach mit kochendem Wasser übergießen und 15 Minuten ziehen lassen oder gleich mitkochen! | Sojaschnetzel und Co. enthalten reines Sojaprotein und wenig Fett. Besonders Sojagranulat eignet sich hervorragend für Bolognese-Sauce, Chili con Carne oder Lasagne! |
| Eier | Eier sind nicht so schlimm wie ihr Ruf. Sie sind nicht allein an einem hohen Cholesterinspiegel schuld, vielmehr enthalten sie wertvolles Eiweiß. Fünf bis sieben Stück pro Woche sind durchaus o. k.! | Zum Frühstück, hart gekocht über einen Salat oder auf ein belegtes Brot, verquirlt in der Suppe. |
| Fisch, tiefgekühlt oder aus der Konserve | Thunfisch, Makrelen oder Sardinen werden oft in Dosen angeboten. Räucherlachs gibt es in der Kühlabteilung. Andere Fischsorten gibt es meist als tiefgekühltes Filet. Fisch enthält viel Jod, Vitamin D und Omega-3-Fettsäuren. | Lachs oder Thunfisch bieten sich als Steak an, ansonsten lässt sich Fisch ganz einfach mit Gemüse mitgaren. Fisch aus der Dose schmeckt kalt auf Vollkornbrot oder in einem Salat. |

| Lebensmittel | Fakten | Wofür |
|---|---|---|
| Käferbohnen, Kidneybohnen, weiße Bohnen, dicke Bohnen | Müssen alle mehrere Stunden eingeweicht werden. Gute Alternative: Bohnen aus der Dose, vor dem Verwenden abspülen und darauf achten, dass sie möglichst nicht gezuckert sind. Kochtipps Seite 80. | Für Salate, Eintöpfe, Aufstriche. |
| Kichererbsen | Auch praktisch aus der Dose, sonst Zubereitung wie andere Bohnen. | Hummus, Eintöpfe, Wokgerichte. |
| Linsen-, Getreide- und Bohnenkeimlinge | Keimlinge enthalten viele Nährstoffe, Vitamine und Mineralien. Selbermachen ist ganz einfach: Je nach der Art dauert es etwa drei bis vier Tage, bis die Keimlinge fertig sind. | Zum Salat, auf ein Aufstrichbrot, als knackiges Finish für Eintöpfe… |
| Rote Linsen, Belugalinsen | Besonders schnell, müssen nicht eingeweicht werden. | Für Suppen, Beilagen und in Eintöpfen; Linsenbällchen (rot), Salate (Beluga). |
| Nüsse: Haselnüsse, Walnüsse, Cashewnüsse, Paranüsse, Pekannüsse… | Möglichst ungeröstet und ungesalzen, möglichst »bio«; können beim Abnehmen helfen und Cholesterin senken. | Zum Knabbern und über den Salat oder in Müsli und Joghurt. |
| Samen: Sonnenblumenkerne, Kürbiskerne, Leinsamen, Sesam, Hanf, Pinienkerne | Samen haben meist noch mehr von den guten Ölen als Nüsse – besonders Leinsamen und Kürbiskerne enthalten viel Omega-3-Fette. | Zum Knabbern und über den Salat oder in Müsli und Joghurt. |

| Lebensmittel | Fakten | Wofür |
|---|---|---|
| **Gemüse** | | |
| Knoblauch | Chinesischer Knoblauch hat keine Zehen, sondern praktische größere Knollen! | Gehackt (nicht gequetscht) mit den Zwiebeln anbraten. Wo Zwiebel passt, passt auch Knoblauch. |
| Tiefkühlgemüse | Selber eingefroren oder aus dem Supermarkt: Tiefgekühltes Gemüse behält viele Vitamine und Mineralstoffe, wenn es sofort nach der Ernte schockgefrostet wird. | Blattspinat; Gemüsemischung: nicht immer dieselbe »zarte Mischung« mit Karotten, Erbsen und Mais. Auch Brokkoli ist tiefgekühlt wunderschön und praktisch: Die Putzarbeit fällt weg! |
| Tomaten aus der Dose (am besten in Stücken), Tomatenmark, passierte Tomaten | Gekochte Tomaten enthalten mehr Lycopene (wichtiges Antioxidant, unterstützt die Prostata) als rohe, also keine Angst vor Tomatenmark und Tomaten aus der Dose. | Für Eintöpfe, Suppen, zu Gnocchi oder Pasta. |
| Tomaten, getrocknet | In Öl oder nur getrocknet. | Für Salate, belegte Brote, Aufstriche. |
| Zwiebeln | Gibt's in gelb, weiß und rot... und die schmecken auch unterschiedlich! | Braucht man für fast alles! |

| Lebensmittel | Fakten | Wofür |
|---|---|---|
| **Getreide** | | |
| Brot: Pumpernickel, Knäckebrot oder frisches Vollkornbrot | Frisches Vollkornbrot in Scheiben geschnitten und einfrieren. | Zum Frühstück, für belegte Brote zum Mittagessen, zur Suppe. |
| Couscous, Polenta | In die doppelte Menge sprudelnd kochendes Wasser einrühren, unter Rühren ein bis zwei Minuten kochen lassen, zur Seite ziehen und zugedeckt fünf bis zehn Minuten quellen lassen. | Beilage zu Fleisch und Fisch, ungekocht (aber gequollen) als Salat. |
| Grünkern, Reis (ungeschält) | Grünkern geschrotet ist super für würzig-pikante Aufstriche. | Beilage (zum Beispiel zu Wokgerichten). |
| Haferflocken | | Müsli, Haferflockenbrei. |
| Pasta | Vollkorn, verschiedene Getreide: Reis, Dinkel, Weizen; weiße Nudeln (die Ausnahme, weil sie so schön schnell gehen), Reisnudeln. | Pastagerichte, Eintöpfe, Suppen. |
| Quinoa, Hirse, Bulgur | Besonders schnell, unter 15 Minuten Kochzeit. Einfach mit der doppelten Menge Wasser und einer Prise Salz zum Kochen bringen, dann auf kleiner Flamme zehn bis 15 Minuten köcheln lassen. | Eiweißquelle (Quinoa), Beilage zu Wokgerichten, als Salat (Bulgur, Quinoa, Couscous). |

| Lebensmittel | Fakten | Wofür |
|---|---|---|
| **Gewürze** | | |
| Gewürze: Paprika, Pfeffer, Kümmel, Thymian, Muskat, Chilischoten oder -pulver, Nelken, Koriander, Kreuzkümmel (auch Mutterkümmel oder Cumin), Fünfgewürz | Enthalten verschiedenste ätherische Öle, die für den intensiven Geschmack verantwortlich sind. Ganze Gewürze mahlt man am besten in einer umfunktionierten Pfeffermühle oder zerstößt sie im Mörser! | Ab und zu etwas Neues probieren! Gewürze geben den oft ewig gleichen Gerichten vollkommen neue Geschmacksnoten! |
| Ingwer | Als frisches Rhizom (ist keine echte Wurzel) am schmackhaftesten und wirksamsten. Gibt's auch als Pulvergewürz. | Zu asiatischen Gerichten; frisch gehackt in jedes Gericht, dem eine leicht »zitronige« Note guttut. |
| Kräuter: Petersilie, Basilikum, Oregano, Majoran, Thymian, Rosmarin… | Machen Sie sich's leicht: Tiefgekühlte oder getrocknete Kräuter kann man immer zu Hause haben! | Für Saucen, Salate… |
| **Öle** | | |
| Kürbiskernöl | Nicht erhitzen! | Für Salat |
| Olivenöl | Kaltgepresst (extra vergine), möglichst »bio«. | Zum Kochen, Braten, für Salate. |
| Sesamöl, geröstet | Dieses Öl wird nicht zum Kochen verwendet, sondern nur tropfenweise am Ende der Kochzeit dazugegeben. | Gibt Gerichten die »chinesische« Note; für Wokgerichte und chinesische Salate. |

| Lebensmittel | Fakten | Wofür |
|---|---|---|
| **Verschiedenes** | | |
| Brühwürfel | Ob Würfel oder zum Streuen aus dem Glas ist egal; gute Instant-Brühen kommen ohne Geschmacksverstärker und gehärtete Fette aus! | Für Gemüsebrühen oder zum Aufgießen von Sojaschnetzeln. |
| Essig | Nach Geschmack: Apfel oder alter Balsamico sind besonders lecker – je besser Öl und Essig sind, desto besser schmeckt der Salat. | Für Salat und Marinaden. |
| Kokosmilch | Enthält zwar gesättigte Fette, aber diese werden besonders effektiv in Energie umgewandelt; kann gegen schädliche Bakterien und Parasiten im Darm helfen. | Für cremige Suppen und asiatische Currys. |
| Oliven | Gibt's in grün und schwarz, entkernt oder auch nicht, in Öl oder Salzlake eingelegt, mit Mandeln, Knoblauch, Paprika gefüllt... | Für Salate, Aufstriche, als Snack. |
| Senf | Scharf und/oder süß. | Für belegte Brote, Salatdressings (macht das Dressing lecker cremig und spart etwas Öl). |

| Lebensmittel | Fakten | Wofür |
|---|---|---|
| Sojasauce oder Tamari | Tamari ist feiner im Geschmack und enthält im Gegensatz zu Sojasauce keinen Weizen. Werden aus Sojabohnen und Reis fermentiert. Hochwertige Sojasaucen lagern lange in Fässern (wie gute Rotweine) und haben deswegen ihren Preis. | Für alles Mögliche! Passt zu fast allem, gibt sogar einem Salatdressing das gewisse Etwas. |
| Tee | Grüntee enthält viele Antioxidantien. Auch Kräutertees punkten mit verschiedenen positiven Wirkungen durch unterschiedliche ätherische Öle. | Kräutertee und Früchtetee schmecken auch ungesüßt ganz lecker. In der warmen Jahreszeit kann man sie natürlich auch kühl genießen! |

## Machen Sie sich das Leben einfach!

- Ein ganzes Brot in Scheiben schneiden und einfrieren – bei Bedarf kann man dann einfach ein bis zwei Scheiben herausnehmen und im Toaster schnell knusprig backen. So können auch Singlehaushalte immer frisches Vollkornbrot zu Hause haben.

- Erkundigen Sie sich nach Biolieferanten in Ihrer Umgebung. Da bekommen Sie je nach Wunsch einmal pro Woche oder auch nur ein- bis zweimal pro Monat eine Kiste mit Bioobst und -gemüse direkt vor die Tür geliefert. Meist hat man die Auswahl zwischen verschiedenen Kisten (sogar »Mutter-Baby-Kisten« mit nicht blähendem Gemüse etc). Da entfällt die Schlepperei, und man hat immer frisches Obst und Gemüse zu Hause. Ist vielleicht auch eine gute Idee für die Kollegen im Büro – eine Kiste geteilt, und schon hat jeder immer knackiges Obst und Gemüse am Schreibtisch!

- Planen Sie voraus: Wenn Sie am Abend eine Hühnerbrust braten, dann machen Sie doch gleich noch eine zweite dazu. Am nächsten Tag schmeckt die gut in einem Sandwich (siehe Seite 214) oder auch aufgeschnitten über einen Salat (siehe Seite 217). Die doppelte Menge Quinoa als Beilage am Abend gekocht wird schnell zum Salat fürs Mittag- oder Abendessen am nächsten Tag.

- Überschuss einfrieren: Machen Sie gleich mehr von einem Eintopf oder manchen Suppen – portionsweise eingefroren ist das eine gute Alternative, wenn man mal keine Zeit hat, frisch zu kochen. Was sich gut einfrieren lässt, ist im Rezeptteil gekennzeichnet.

- Gefrorene Fischfilets und Fleischstücke (in Folie, einzeln verschweißt) können relativ schnell aufgetaut werden, wenn man sie in eine Schüssel mit heißem Wasser gibt. Manche Metzger sind so nett und schweißen das Fleisch portionsweise ein (zum Beispiel ein oder zwei Putenschnitzel), wenn man sie darum bittet.

- Bohnen, Tomaten und Fisch aus Dosen – eine Dose Bohnen und eine Dose Thunfisch, dazu zwei Hand voll Gemüse: Fertig ist der Salat (siehe Seite 257)!

- Kaufen Sie Nahrungsmittel, die schnell gehen: Quinoa (15–20 Minuten), rote Linsen (15 Minuten), Belugalinsen (15 Minuten), Polenta (zehn Minuten), Bulgur und Couscous (gehen beide sehr schnell, sind aber aus Weizen).

- Bereiten Sie Salatsoßen in größerer Menge zu, und bewahren Sie sie in einer Flasche im Kühlschrank auf: kurz aufschütteln und über den gewaschenen Salat gießen – fertig!

- Müsli mit kochendem Wasser übergießen und ziehen lassen (schmeckt besser und ist gesünder). Wenn man gefrorene Beeren im Müsli verwenden möchte, diese auf die warmen, quellenden Flocken legen – bis man später das Müsli isst, sind sie dann auch schon aufgetaut.

- Kaufen Sie sich eine Thermoskanne mit breiter Öffnung. So kann man ganz einfach auch mal etwas Warmes mit ins Büro nehmen – Eintöpfe sind dafür ideal. Wer Salat ins Büro mitnehmen möchte, sollte unbedingt ein kleines Gefäß mit festem Verschluss haben, damit man das Salatdressing getrennt transportieren kann. Dann bleibt der Salat schön frisch und knackig.

- Nützliche Küchengeräte: Salatschleuder, Moulinette, Pürierstab, eventuell große Küchenmaschine zum Raspeln, Dämpfeinsätze für Töpfe – ohne die richtigen Geräte ist Kochen viel mühsamer.

## Essen unterwegs

Unterwegs gilt das Gleiche wie zu Hause: die Faustregel. Da die Walleczek-Methode keine Diät ist, muss sie auch für alle Situationen funktionieren, egal ob Sie im Restaurant, im Flugzeug oder bei Freunden essen, zu einem Buffet eingeladen sind oder selbst ein Abendessen geben.

### Restaurant
Im Restaurant ist es meistens überraschend einfach, die Faustregel einzuhalten. Schwieriger wird es in italienischen Restaurants, weil da die Hauptspeisen oft sehr kohlenhydratlastig sind, also zum Beispiel Pizza, Pasta oder ein Risotto. Achten Sie darauf, dass Sie ausreichend Gemüse bestellen, zum Beispiel Gemüseantipasti oder einen Salat als Vorspeise, und vielleicht einen gegrillten Fisch statt Nudeln zur Hauptspeise. Wenn Sie zu Salat oder Antipasti Brot essen wollen, dann ach-

ten Sie darauf, dass das Brot zusammen mit den stärkehaltigen Kohlenhydraten bei der Hauptspeise (zum Beispiel Nudeln, Reis oder Kartoffeln) nicht größer ist als eine Faust. Wenn das Brot schon so groß war, dann bitten Sie den Kellner darum, die Kartoffeln wegzulassen und dafür mehr Gemüse zu bringen – in den meisten Restaurants wird das problemlos gemacht.

Wenn Sie doch einmal Lust auf Pizza oder Spaghetti haben, dann verbuchen Sie den Tag einfach als einen »80/20-Tag« (siehe Seite 39) und genießen Sie es – Schuldgefühle sind verboten!

Nachspeisen sind ein ähnliches Thema: Lassen Sie sie entweder ganz weg (wenn Ihr Blutzucker ausgeglichen ist, fällt zumindest der Heißhunger auf Süßes weg), oder machen Sie einen »20 Prozent-Moment« daraus. Was Sie aber auf keinen Fall machen dürfen: das Mittagessen auslassen, um die »Kalorien« für die Nachspeise beim Abendessen zu »sparen«. Auch »Bestrafungen« durch Fasten oder ausgelassene Mahlzeiten am nächsten Tag sind verboten, denn das bringt Ihren Blutzuckerspiegel nur noch mehr durcheinander. Außerdem ist die Gefahr groß, dass Sie dann Heißhunger bekommen und noch mehr essen, als Sie es sonst getan hätten.

### Buffets und Cocktailpartys

Im Allgemeinen gibt es auf jedem Buffet einen Kompromiss, mit dem sich die Faustregel umsetzen lässt. Das große Geheimnis ist, nicht mit großem Hunger oder Heißhunger dort aufzutauchen. Essen Sie also noch eine Kleinigkeit zu Hause (wichtig ist hier ein wenig Eiweiß), oder knabbern Sie vorher an ein paar Nüssen oder essen Sie ein wenig anderes Eiweiß – das dämpft den ersten großen Hunger, und Sie haben größere Chancen, beim Buffet vernünftig zu wählen.

Wenn es nur Alkohol gibt und dazu Brötchen gereicht werden, wird die Sache schon komplizierter. Über Alkohol haben wir schon gesprochen (siehe Seite 57). Versuchen Sie, maximal ein bis zwei Gläser zu trinken, und trinken Sie dazwischen immer ein großes Glas Wasser. Manchmal ist das Fingerfood, das gereicht wird, »Faustregel-kompatibel«, aber oft sind es eben nur Brötchen. Auch hier gilt: Unbedingt vorher eine Kleinigkeit essen – auch wenn's nur eine Hand voll Nüsse und ein Stück Obst im Auto am Weg zur Party ist –, denn sonst ist man den Brötchen hilflos ausgeliefert. Wählen Sie dann so gut es geht jene Brötchen, die am meisten Vollkorn und mageres Fleisch oder Fisch enthalten, dann kommen Sie ganz gut über die Runden.

### Sie geben ein Essen

Wenn Sie der Gastgeber sind, dann haben Sie einen sehr großen Vorteil: Sie haben die Kontrolle. Die Walleczek-Methode erlaubt es Ihnen, ein Essen zu servieren, bei dem die meisten Ihrer Gäste nicht einmal bemerken werden, dass Sie »auf Diät« sind. Als Knabberei vor dem Essen bieten sich zum Beispiel Gemüsesticks mit einem Dip an, die Vorspeise könnte ein knackiger Salat mit gebratenen Pilzen oder Shrimps sein, zur Hauptspeise Hühnerbeine auf Gemüse (siehe Seite 270) mit Zitronenkartoffeln (siehe Seite 290) oder Tandoori-Chicken (siehe Seite 283) mit Currygemüse (siehe Seite 286) und Reis.

Wenn Sie eine Nachspeise servieren, dann gönnen Sie sich einen kleinen Bissen davon – Ihre Gäste werden es gar nicht merken, dass Sie eigentlich beim Abnehmen sind, und Ihr Blutzucker wird's verkraften. Oder machen Sie einen »80/20-Tag« draus, und greifen Sie auch bei der Nachspeise zu.

### Sie sind eingeladen

Hier wird's schon schwieriger. Wenn Sie sich schon zu viele »20-Prozent-Momente« geleistet haben, dann stellen Sie sicher, dass Sie nicht mit Riesenhunger bei Ihren Freunden auftauchen, dann behalten Sie eher die Kontrolle.

Versuchen Sie, so weit es geht, die Faustregel einzuhalten, und lassen Sie den Rest stehen. Sagen Sie einfach, dass es köstlich ist, Sie aber schon satt sind. Und wenn Sie vorher schon eine Kleinigkeit gegessen haben, dann stimmt das wahrscheinlich sogar.

Gute Freunde kann man um Unterstützung bitten und Ihnen sagen, warum man bestimmte Dinge nicht oder nur wenig davon isst. Oder bieten Sie einfach an, dass Sie gemeinsam kochen – dann haben Sie wieder die Kontrolle über das, was auf den Tisch kommt.

### Ferien

Es gibt überhaupt keinen Grund, in den Ferien nicht auch nach der Walleczek-Methode zu leben, obwohl viele, die abnehmen wollen, das bis vor dem Urlaub mehr oder weniger strikt durchziehen und dann im Urlaub alle Prinzipien über Bord werfen – nicht zuletzt, um sich endlich vom strengen »Diätalltag« zu erholen und endlich einmal genießen zu können. Aber die Walleczek-Methode ist keine Diät, und man kann sie überall anwenden: Egal ob das Hotelbuffets oder exotische Restaurants mit fremdartigen Küchen sind. Sie können immer selbst wählen und nach der Faustregel essen. Sie werden sehen, wie viel mehr Energie Sie haben, wenn Sie nicht jeden Tag das Frühstücksbuffet leer essen – und wenn Sie nach Hause kommen, müssen Sie sich auch nicht davor fürchten, auf die Waage zu steigen. Im Gegenteil: Ich kenne einige, die im Urlaub sogar einige Kilo weniger nach Hause gebracht haben und dabei nie auf Genuss verzichten mussten.

## Kochen für Kinder

Dieses Buch ist kein gezieltes Buch für Kinder, obwohl alle Prinzipien der Walleczek-Methode auch auf Kinder zutreffen. Sie können also problemlos Ihre ganze Familie nach der Walleczek-Methode ernähren, egal ob sie über-, unter- oder normalgewichtig ist. Normalgewichtige Personen nehmen dadurch nicht weiter ab, untergewichtige Personen können dadurch sogar leichter zunehmen – denn die gesunde, ausgewogene Ernährung ist für alle hilfreich und hilft, den Körper ins Gleichgewicht zu bringen oder dort zu halten.

Sie können also Ihre Kinder bedenkenlos ebenfalls mit der Walleczek-Methode ernähren. Ab einem Alter von einem Jahr können Ihre Kinder die Mahlzeiten nach der Walleczek-Methode bedenkenlos mitessen, Sie sollten aber keinerlei Einschränkung bezüglich der »Stärke-Faust« haben. Außerdem sollten Sie bei scharfen Gewürzen und Kräutern vorsichtig sein.

Aber ...

Wenn Ihre Kinder bisher nicht so ernährt wurden – wovon man ausgehen kann –, dann bedeutet das eine sehr große Umstellung für sie. Vielleicht sind sie es bisher gewohnt, sich jeden Tag etwas aus der Süßigkeitenschublade zu holen. Oder Salat kennen sie eigentlich nur aus dem Fernsehen.

Da gibt es ein paar Grundsätze, die Ihr Leben erleichtern können:

● *Seien Sie ein Vorbild.* Ich höre so oft: Mein Kind isst das nicht. Gegenfrage: Essen es die Eltern? In den seltensten Fällen essen die Eltern das »Gesunde«, aber von den Kindern wird erwartet, dass sie es tun, denn »es wäre ja so wichtig für sie«. Kinder, besonders sehr kleine, wollen sein wie die Erwachsenen und kopieren alles, was wir tun. Wenn es Ihnen nicht schmeckt oder Ihr Partner ein gewisses Gemüse nicht isst, brauchen Sie sich nicht zu wundern, wenn Ihre Kinder es auch nicht tun.

Wichtig wäre auch, dass Ihr Partner Sie bei der Ernährungsumstellung unterstützt, denn es ist sehr kontraproduktiv, wenn Mama etwas Gesundes gekocht hat, Papa aber lauthals verkündet, dass er das »gesunde Zeug« nicht mag oder nicht anrührt. Ganz schnell zieht sich dann eine Front durch die Familie, wo Kinder Position beziehen und entweder mit Papa im Verweigerer-Camp sind oder demonstrativ alles essen, was Mama kocht. Wie überall in der Erziehung: Es hilft, wenn sich die Eltern einig sind.

● *Kein Druck. Gehen Sie es langsam an.* Umstellung braucht Zeit. Sie haben auch nicht von einem Tag auf den anderen alles umgestellt. Wenn Sie eine Süßigkeitenschublade zu Hause haben, dann machen Sie kein großes Hehl daraus, dass Sie nichts mehr nachkaufen. Lassen Sie sie einfach leer werden, oder kaufen Sie nach und nach getrocknete Früchte und Nüsse als Ersatz. Wenn die Kinder Sie darauf ansprechen, dann können Sie ja am Anfang sagen: »Ach, das hab ich jetzt wieder ganz vergessen zu kaufen«, oder Sie können versuchen, mit Ihren Kindern ein Gespräch über die Folgen von Zucker zu führen.

Wenn Sie ein Kind haben, das ein wenig übergewichtig ist, und eines, das normalgewichtig oder sogar zu dünn ist, dann machen Sie auf keinen Fall den Fehler, eines »auf Diät« zu setzen und das andere alles essen zu lassen, was es will. Das hält dem dickeren Kind nur ständig vor Augen, dass es »nicht gut genug« ist und dafür bestraft werden muss, dass es »zu dick« ist. Das gesunde Essen tut allen gut – und die neuen Regeln gelten für alle gleich. Wenn es also etwas Süßes gibt, dann gibt es das für alle – oder für keinen. Ich würde vorschlagen, Sie haben selten bis nie etwas Süßes zu Hause. Wenn Sie aber unterwegs sind und das Eis so verlockend ist oder die Kinder im Supermarkt quengeln, dann darf sich jeder etwas aussuchen, auch die »Dicken«.

● *Gegessen wird, was auf den Tisch kommt.* Sie sind ja kein Restaurant. Das klingt jetzt härter, als es ist. Hier geht es einfach darum, möglichst den Stress aus der Mahlzeit zu nehmen. Wenn Sie also etwas gekocht haben, das Ihrem Kind nicht schmeckt, dann machen Sie keinen Druck, dass aufgegessen werden muss. Es ist o.k., etwas nicht zu mögen, aber es gibt auch nichts anderes. Überlegen Sie sich eine Alternative, die als Einziges statt dem Gekochten gegessen werden darf, zum Beispiel Obst und Nüsse. Es muss also keiner hungrig bleiben, aber es gibt auch keine Sonderwünsche. Ich kenne viele Mütter, die ständig fragen, was denn das Kind essen möchte, nachdem sie schon gekocht haben: »Ach so, das magst du nicht? Was magst du denn?« Wenn man Kindern, vor allem kleineren, diese Entscheidung überlässt, dann essen sie bald nur mehr Nudeln mit Tomatensauce und Pommes mit Ketchup. Außerdem werden Machtkämpfe, die mit dem Essen gar nichts zu tun haben, dann oft am Mittagstisch ausgetragen. Ob gegessen wird oder nicht, sollte Ihnen »egal« sein. Das ist schwieriger, als es klingt. Denn wenn man liebevoll gekocht hat, das Essen gut schmeckt und es wieder einmal keiner anrührt, dann kann das ganz schön frustrierend sein. Cool bleiben!

Machen Sie sich keine Sorgen, es gibt keine Kinder, die sich zu Tode hungern würden (wenn Sie ein Kind haben, das wirklich tagelang nichts anrührt und dabei schon Gewicht verliert und Sie das Gefühl haben, es geht hier um mehr als nur um eine Trotzphase, dann gehen Sie bitte unbedingt zum Arzt!). Wenn ein Kind nicht essen möchte, was Sie ihm anbieten, dann bleiben Sie einfach »cool«. Bei der nächsten Mahlzeit ist der Hunger dafür umso größer.

● **Spielerisch Neues entdecken.** Kinder, vor allem im Alter zwischen zwei und vier Jahren, haben oft eine natürliche Abscheu gegen Neues. Das liegt daran, dass sie in dieser Zeit »mobil« werden und sich in der Wildnis auch von den Eltern wegbewegen könnten. Da macht es evolutionsmäßig Sinn, wenn man Dinge, die man nicht kennt, nicht in den Mund steckt, denn sie könnten ja giftig sein. Wenn Sie Ihre Kinder aber dazu bringen wollen, Neues zu probieren, dann müssen Sie gegen diesen Instinkt arbeiten, ohne Druck auszuüben. Versuchen Sie es spielerisch: Jedes Mal, wenn es etwas Neues probiert (oder wieder einmal ein bisschen vom verhassten Brokkoli isst), gibt es einen kleinen Stern auf einer Karte oder einen bunten Papierstreifen in einem leeren Gurkenglas. Wenn die Karte oder das Glas voll ist, dann gibt es eine tolle Belohnung wie einen Besuch im Zoo oder ein Spielzeug, das man sich schon lange wünscht.

- *Essen und Kochen machen Spaß.* Beziehen Sie Ihre Kinder in die Zubereitung des Essens mit ein. Wenn Sie noch zu klein sind, dass sie Gemüse klein schneiden können, dann lassen Sie sie wenigstens wählen, welche Gemüse heute in die Pfanne kommen. Bringen Sie ihnen bei, wie man im Geschäft besonders schönes Gemüse erkennt, und lassen Sie sie selbst aussuchen. Oder lassen Sie sie Cherry-Tomaten und Samen (Sesam, Kürbiskerne…) über den Salat streuen. In einem alten Gurkenglas lassen sich auch ganz leicht Sprossen heranziehen, die man dann über den Salat streuen kann. Machen Sie den ganzen Vorgang vom Einkaufen bis zum Essen zum Vergnügen. Wenn Sie es allerdings auch noch schaffen, das Abwaschen zum Vergnügen zu machen, sind Sie mein Held!

## Der »ideale« Wochenplan

So könnte eine ideale Woche aussehen, aber Geschmäcker sind verschieden! Alle folgenden Rezepte sind nur Vorschläge und untereinander austauschbar. Sie sollen das essen, was Ihnen schmeckt!

| | Montag | Dienstag | Mittwoch |
|---|---|---|---|
| Frühstück | Müsli | weiches Ei mit Roggenvollkornbrot, Tomaten und Radieschen | Fruchtshake |
| Snack | Selleriestangen mit ½ Becher Hüttenkäse | Apfel mit Haselnüssen | Knäckebrot mit Cashewnussmus |
| Mittag | Arabischer Bohneneintopf (evtl. Rest vom Vortag) | Kichererbsensalat mit Brokkoli und Tomaten | Hühnerbrust New-Orleans-Style auf Blattsalaten mit Vollkornbrot |
| Snack | 3–4 Paranüsse und 3–4 getrocknete Aprikosen | ½ Salatgurke mit Hummus | ganzer roter Paprika mit Kürbis- und Sonnenblumenkernen |
| Abend | Ofenkartoffel mit Thunfischfüllung und Rohkostsalat | Hühnerbrust New-Orleans-Style mit Gemüsepfanne | Ofengemüse mit Quinoa |

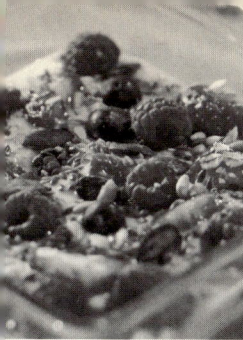 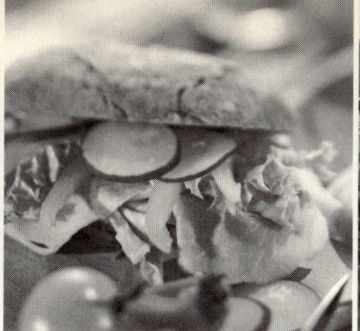 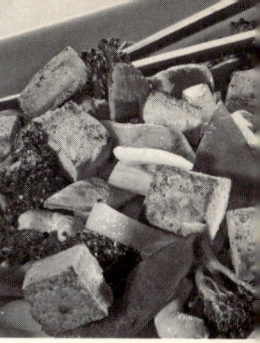

| Donnerstag | Freitag | Samstag | Sonntag |
|---|---|---|---|
| Pumpernickel mit Hüttenkäse, Radieschen und Kresse | Früchtejoghurt mit Kasha | Frittata mit Champignons etc. | Lachsbrot mit Tomaten |
| Birne mit Walnüssen | Knäckebrot mit Cashewnussmus | Weintrauben und Walnüsse | Apfel mit Pistazien |
| Quinoasalat mit Avocado | Vollkornbrot mit hart gekochtem Ei, Tomaten und Kresse; dazu rohes Gemüse, z. B. Karotten, Gurken, Radieschen | Rote Linsensuppe mit Vollkornbrot und kleinem Salat | Hühnerbeine auf Gemüsebett und Zitronenkartoffeln |
| Nussbutterdip mit Sellerie und Karotten | ½ Becher Hüttenkäse auf Knäckebrot | Himbeeren oder Heidelbeeren mit Sojajoghurt | Orange mit 2–3 Paranüssen |
| Paprikageschnetzeltes mit Nudeln | Lachs mit Pestokruste und Gemüse aus dem Paket | Wokgemüse mit Tofu und Glasnudeln | Arabischer Bohneneintopf |

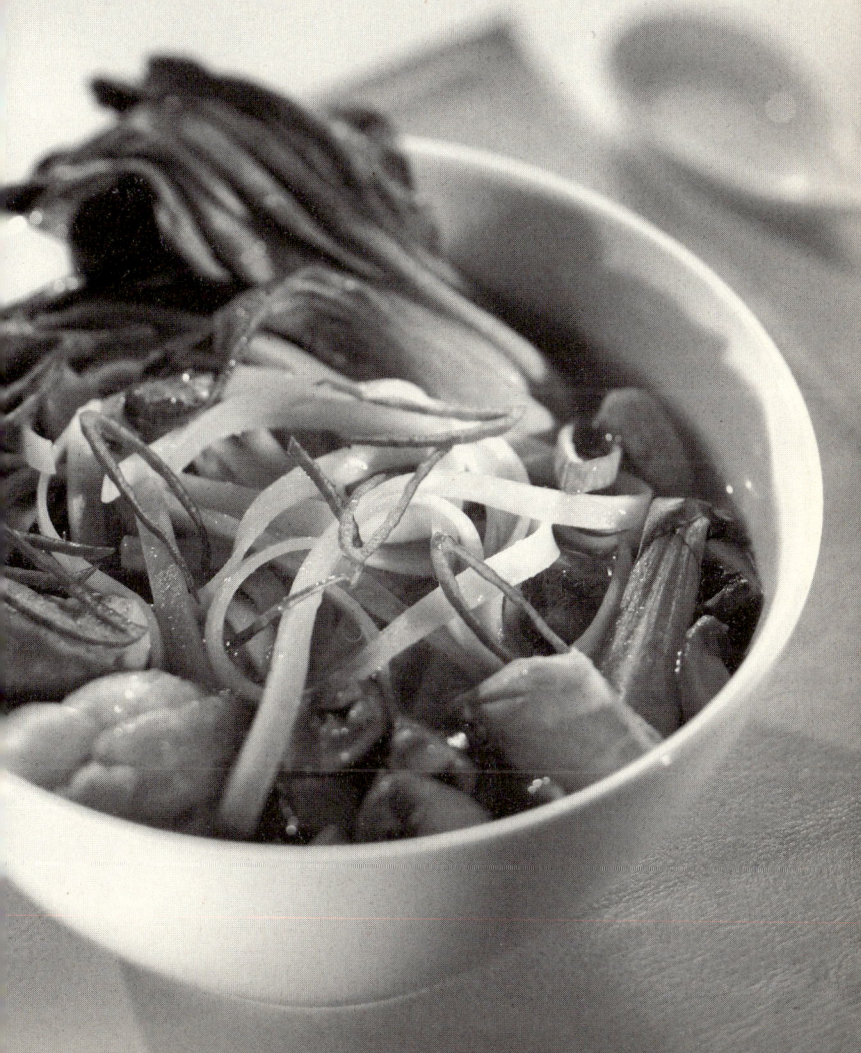

# Rezepte

## Zeichenerklärungen

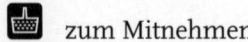 zum Mitnehmen

🕐 geht besonders schnell

☺ beliebt bei Kindern

▷ schmeckt auch kalt gut

❄ lässt sich einfrieren

Wenn nicht anders angegeben, beziehen sich die Wertangaben in den Boxen auf eine Portion.

# Frühstück

## Omelett oder Frittata

Bei einem Omelett wird zuerst die Eimasse in der Pfanne gebraten, dann die Füllung darauf gegeben und das Omelett zur Hälfte umgeschlagen.

Für eine Frittata wird zuerst das Gemüse gedünstet, dann werden die verquirlten Eier darübergegossen und gestockt. Man kann alle Variationen auf beide Arten zubereiten.

### Für 1–2 Personen

1 Handvoll Pilze, z. B. braune Champignons, in kleine Würfel geschnitten

½ Stange Lauch, in feine Streifen geschnitten

1 Zwiebel, fein gehackt

2–3 Tomaten oder ½ Dose Tomaten

1 TL Thymian, getrocknet oder frisch (dann fein gehackt)

1 EL geriebener Parmesan, 2 Eier

evtl. Muskat und ein Schuss Mineralwasser

### Omelett

❶ Wer möchte, kann die Tomaten schälen: Tomaten einritzen und mit kochendem Wasser übergießen. Nach 30 Sekunden mit kaltem Wasser abschrecken und die Haut abziehen. In Stücke schneiden.

❷ Die Zwiebeln mit dem Lauch mit einem ganz kleinen Stück Butter oder ein bisschen Olivenöl anschwitzen; sie sollen dabei keine Farbe annehmen.

❸ Die Pilze hinzufügen, salzen und so lange weiterdünsten, bis die Flüssigkeit aus den Pilzen ausgetreten und verkocht ist.

❹ Die Tomaten und den Thymian hinzufügen und noch ein paar Minuten weiterdünsten.

❺ Die Eier verquirlen und mit Salz, Pfeffer und Muskat würzen. Einen Schuss Mineralwasser unterrühren.

❻ Das Gemüse aus der Pfanne nehmen und beiseitestellen.

❼ In der gleichen Pfanne ein ganz kleines Stück Butter schmelzen, dann die Eier hineingießen. Auf ganz kleiner Hitze stocken lassen. Die Eier sind fertig, wenn sie auf der Oberfläche fast ganz trocken sind.

❽ Den Parmesan auf dem Omelett verteilen, das Gemüse auf einer Hälfte des Omeletts verteilen und die andere Hälfte darüberklappen. Mit Vollkornbrot servieren.

### Pilz- und Tomatenfrittata

1 Handvoll Pilze, z. B. Champignons
1–2 Eier
2 Tomaten, in Stücke geschnitten
1 kleines Stück Lauch oder 1 kleine Zwiebel (nach Geschmack)

### Käsefrittata

Gemüse: 1 Zwiebel, ½ rote Paprika, 1 kleine Zucchini, 1 Tomate
gehacktes Basilikum

1 Ei, 50 g magerer Hüttenkäse
1 EL geriebener, fettreduzierter Käse, z. B. fettarmer Edamer

## Spinatfrittata
Gemüse: ½ kleine Zwiebel, 150 g Blattspinat (gefroren und
aufgetaut oder frisch), 2 Tomaten
1 Ei plus 1 Eiweiß, 1 kleines Stück Feta

## Räucherlachsfrittata
4 Spargelstangen (vor dem Dünsten kurz in Wasser kochen)
½ Zwiebel, ein paar getrocknete Tomaten
30 g Räucherlachs, 1 Ei
eine Prise gehackter Majoran
**Variation:** Brokkoli statt Spargel und Schinken statt Lachs

## Frittata
❶ Das klein geschnittene Gemüse in 2 TL Olivenöl oder Butter
in einer Pfanne dünsten.
❷ Die verquirlten Eier darübergießen und stocken lassen. Evtl.
mit geriebenem Magerkäse bestreuen und kurz unterm
Grill überbacken.

---

**GL:** 15 (mit Brot). **Protein:** 30–35 Gramm. **Besonderes:** Eier sind übrigens gar nicht so schlecht wie ihr Ruf! Sie sind nämlich nicht schuld am hohen Cholesterinspiegel. Das Ei ist ein besonders hochwertiges Lebensmittel, das eine hervorragende Eiweißqualität aufweist und viele gute Fette enthält. Dazu kommen die Vitamine A, E und K sowie Biotin, Eisen und Zink.

# Müsli

### Für 2 Personen

3 EL Haferflocken

1 kleine Handvoll klein geschnittenes Obst, z. B. 1 kleiner Apfel,

1 Birne oder ein paar Aprikosen, Zwetschgen oder ½ Banane oder

1 Schale Erdbeeren/Himbeeren/Heidelbeeren

1 Joghurt oder Sojajoghurt (ungesüßt!)

2 EL gemischte Nüsse (Haselnüsse, Walnüsse etc.) oder Samen

(z. B. Kürbiskerne, Leinsamen, Sonnenblumenkerne), evtl. kurz im

Mixer »geschrotet«

❶ Die Flocken mit kochendem Wasser übergießen und kurz
   ziehen lassen. Als Alternative könnte man sie auch über
   Nacht mit kaltem Wasser bedeckt quellen lassen.

❷ Alle anderen Zutaten unterrühren und sofort servieren.

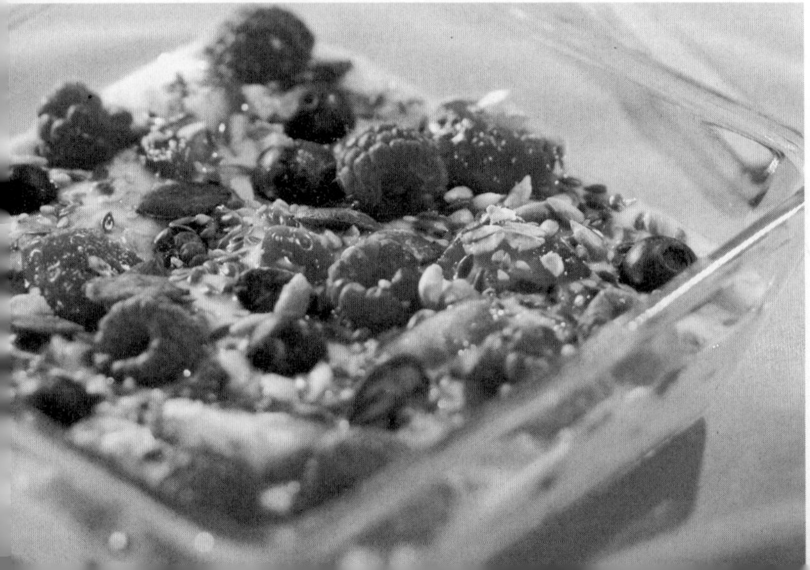

**Variation:** Man kann auch fertige Müslimischungen verwenden, aber unbedingt darauf achten, dass sie nicht gezuckert sind. Auch viele Trockenfrüchte im Müsli können das Abnehmen bremsen – lieber nur eine Flockenmischung mit Nüssen verwenden.

### Tipps

- Wer das Müsli ins Büro mitnehmen möchte, sollte die Flocken mit dem Obst und den Nüssen vermischen und das Joghurt erst kurz vor dem Verzehr unterrühren.
- Wenn mal kein frisches Obst im Haus ist, schmecken auch gefrorene Beeren sehr gut. Einfach auf die mit heißem Wasser quellenden Flocken legen – bis alles andere fertig ist, sind die Beeren schon aufgetaut.

---

**GL:** 15. **Protein:** ~20 Gramm. **Besonderes:** Müsli hat eine tolle Zusammensetzung für einen guten Start in den Tag. Es enthält genug Kohlenhydrate, die Energie geben, reichlich Eiweiß und gute Fette aus den Nüssen. Auch mit Calcium und Eisen sowie den Vitaminen $B_1$, $B_2$ und Folsäure ist man damit gut versorgt. Ballaststoffe machen übrigens lange satt!

---

## Warmer Frühstücksbrei mit Apfelkompott

*Für 2 Personen*

½ Tasse (70 g) Quinoa oder ½ Tasse Haferflocken

1 Tasse Soja- oder Reismilch

½ Tasse Wasser

¼ TL Zimt

2 getrocknete Zwetschgen, entkernt und klein geschnitten

2 getrocknete Aprikosen, entkernt und klein geschnitten

❶ Haferflocken oder Quinoa mit Zimt und den getrockneten Früchten in Sojamilch und Wasser zum Kochen bringen.

❷ Quinoa 15–20 Minuten auf kleiner Flamme kochen lassen, Haferflocken brauchen ca. halb so lang. Öfter umrühren (evtl. noch Wasser zugeben, wenn es sich anlegt). Danach den Topf zudecken, vom Feuer ziehen und 5 Minuten stehen lassen.

❸ Der Haferflockenbrei enthält weniger Eiweiß als Quinoa, daher evtl. noch ein paar Nüsse unterrühren.

❹ Evtl. mit geriebenem Apfel oder Apfelkompott (ohne Zucker, siehe Rezept!) servieren.

## Apfelkompott

1 Apfel, geschält und in Stücke geschnitten

2 getrocknete Aprikosen, in Stücke geschnitten

½ TL Zimt

3 Nelken

Evtl. Apfel- oder Traubensaft

❶ Alle Zutaten mit ein wenig Wasser (evtl. halb Apfelsaft) weich dünsten.

---

**GL:** 13 (inklusive Apfelkompott). **Protein:** 9 Gramm. **Besonderes:** Mit Apfelkompott ist dieses Frühstück ein toller Start in den Tag. Quinoa enthält viel Lysin, ein Eiweißbestandteil, der in »echtem« Getreide oft zu kurz kommt. Auch Eisen, Zink und die Vitamine A + C + E findet man reichlich!

---

# Fruchtjoghurt

### Für 1 Person

1 Handvoll Obst, z. B. Beeren, Apfel, Birne, in kleine Stücke
geschnitten
1 Joghurt (ungesüßt, »leer«)

**Außerdem**

1–2 EL gemischte, gemahlene Samen (2 Teile Leinsamen, je 1 Teil
Sesam, Sonnenblumenkerne und Kürbiskerne)

**oder**

1–2 EL (gemischte) Nüsse, z. B. Haselnüsse, Mandeln, Cashew,
Walnüsse etc.

**und/oder**

1 kleine Handvoll Kasha (= gerösteter Buchweizen)
Wenn Sie zu Verdauungsstörungen neigen, sollten Sie das Kasha
vorher mit kochendem Wasser übergießen und 10 Minuten auf
kleiner Flamme kochen

**oder**

1–2 EL Flocken (Haferflocken, Dinkelflocken, Amaranth etc.)

❶ Alle Zutaten verrühren.

---

GL: 11. **Protein:** ~ 11 Gramm. **Besonderes:** Nüsse und Samen enthalten
viel der Omega-3-Fettsäure »Alpha-Linolensäure«, außerdem Vitamin E
sowie Ballaststoffe, die den Darm auf Trab halten!

---

## Fruchtmus

Ein schneller Marmeladeersatz. Schmeckt gut auf Brot oder eingerührt in ein Müsli oder Joghurt. Hält sich einige Tage im Kühlschrank.

1 Handvoll getrocknete Aprikosen oder Pflaumen ohne Kern

❶ Die getrockneten Früchte mit heißem Wasser übergießen und einige Minuten (oder auch länger) quellen lassen.
❷ Die abgetropften Früchte in der Küchenmaschine zu einem marmeladeartigen Mus verarbeiten. Eventuell ein wenig Einweichwasser dazugeben, um die richtige Konsistenz zu erhalten.

**Tipp:** Auch wenn kein Zucker drin ist, ist das Fruchtmus sehr süß und muss daher unbedingt zur »Stärke-Faust« gerechnet werden. Es gilt wie bei allen getrockneten Früchten: Gezählt wird das Volumen, das sie als frisches Obst gehabt haben (siehe Seite 52).

---

**GL:** 1 EL = 2. **Protein:** 0.

---

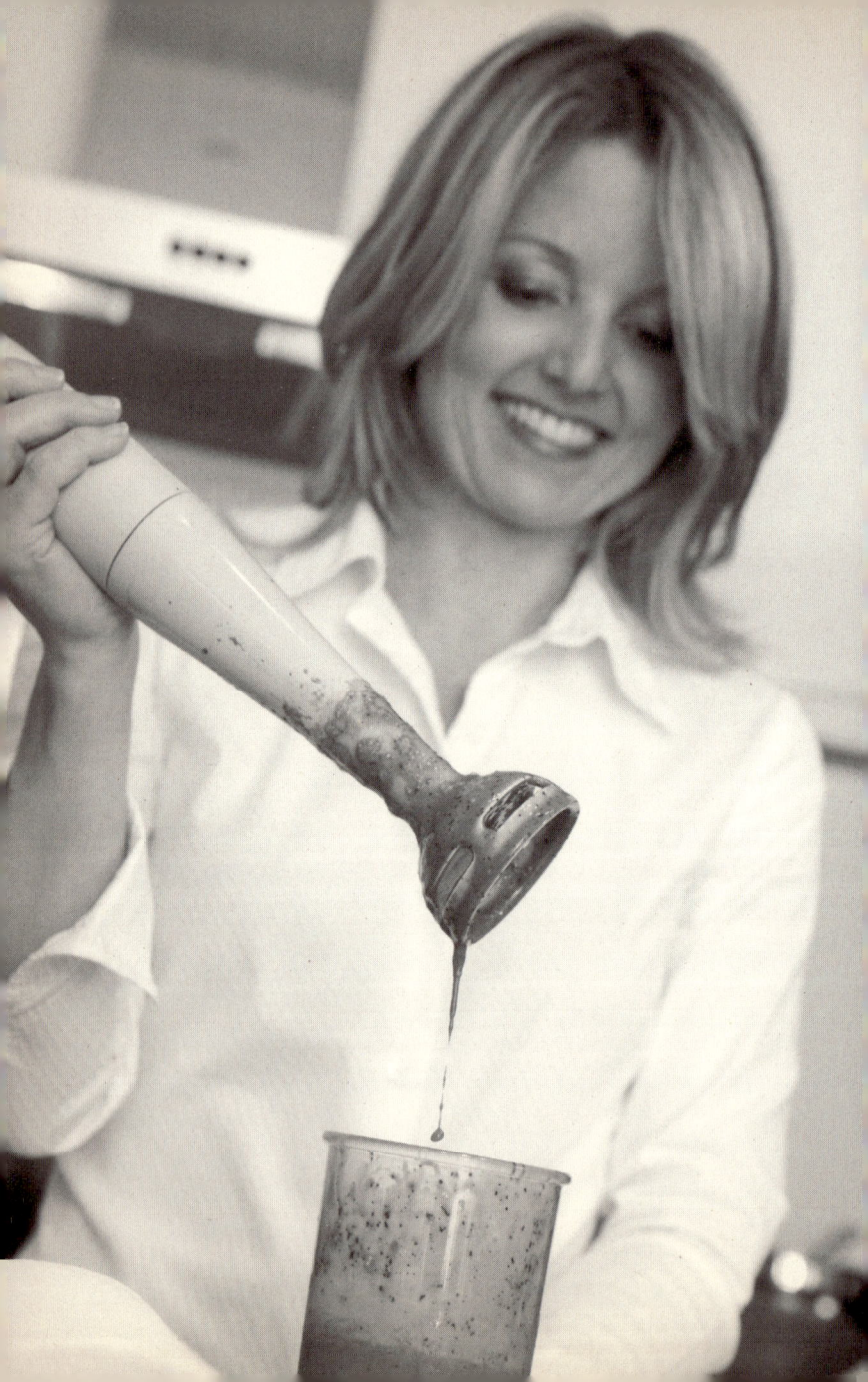

## Fruchtshake

*Für 1 Person*
¼ Liter Milch, Sojamilch oder 1 Becher Joghurt
2 EL gemischte Samen (2 Teile Leinsamen, je 1 Teil Sesam,
Sonnenblumen- und Kürbiskerne)
1 große Handvoll klein geschnittenes Obst, z. B. Äpfel, Birnen,
Mango, Kaki, Banane (max. eine halbe!) etc. nach Geschmack. Gut
sind auch gefrorene Beeren; sie machen den Shake cremig.

❶ Alle Zutaten im Mixer oder mit dem Stabmixer gut pürieren. Eventuell mehr Milch, Joghurt oder ein wenig Wasser
zugeben, wenn der Shake zu dick wird. Möglichst sofort servieren.

**Tipp:** Ein paar Stücke einer gefrorenen Banane (schälen, die
»Fäden« entfernen und in Stücke geschnitten einfrieren) mit
dem Rest püriert machen den Shake cremig, fast wie einen
Eiscreme-Shake.

---

**GL:** 11. **Protein:** ~15 Gramm. **Besonderes:** Gemischte Samen liefern Vitamin E und mehrfach ungesättigte Fettsäuren. Das Obst sorgt für eine
schöne Dosis Vitamin C!

---

## Vorschlag für belegte Brote
### Ideen für belegte Brote – als Frühstück, Snack oder Mittagessen

Um aus dem Brot eine vollständige Mahlzeit zu machen, muss man unbedingt darauf achten, dass genug Eiweiß dabei ist und dass man genug Gemüse dazu isst: also zum Frühstück zum Beispiel eine Handvoll Radieschen essen oder eine in Scheiben geschnittene Gurke, aber jede Form von Rohkost schmeckt gut: Karotten, Kohlrabi, Gurke, Paprika, Tomate, Selleriestangen... Zum Mittagessen passt auch gut ein knackiger Salat.

Nicht vergessen: Ausreichend Eiweiß ist wichtig, daher nicht nur »eine dünne Scheibe Schinken« aufs Brot geben, sondern lieber gut belegen. Deshalb unbedingt auf magere Eiweißquellen achten. Die Brote (außer bei der Nussbutter) eventuell dünn mit Butter, Mayonnaise oder Senf bestreichen und gut belegen – sonst sind der Fantasie keine Grenzen gesetzt.

Natürlich schmecken auch alle Aufstriche (siehe Seite 226ff.) köstlich auf Brot – auch hier gilt: dick bestreichen!

### Alle Rezepte für 1 Person – Portionsgröße:
als Frühstück oder Mittagessen: 2 Scheiben
als Snack: ca. 1 Scheibe Brot

### Nussbutter auf Toast
Nussbutter, z. B. aus Cashew-Nüssen, Mandeln oder Ähnlichem (ohne Zucker; gibt es im Bioladen)
evtl. ein paar Obstscheiben, z. B. dünn geschnittener Apfel

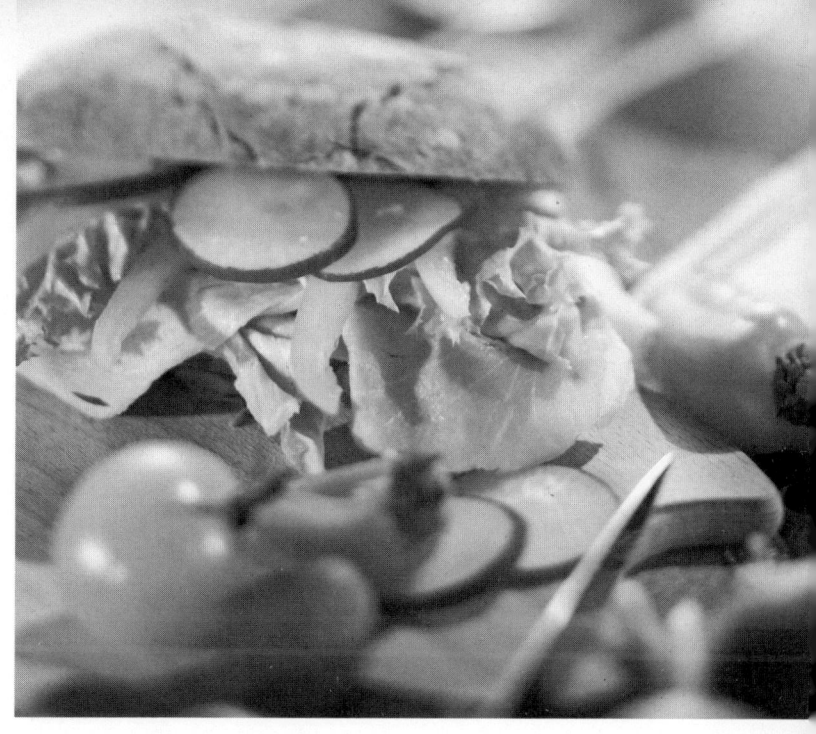

**Vollkornbrot mit Hüttenkäse**
125 g Hüttenkäse
Radieschen, Tomaten, Gurkenscheiben und/oder Kresse oder
Schnittlauch

**Brot mit Makrelen oder Thunfisch**
½ Dose Thunfisch, Sardinen- oder Makrelenfilets
1 klein geschnittene Tomate oder roter Paprika
evtl. 1 TL Senf oder Pesto

❶ Fisch mit einer Gabel zerkleinern und mit dem Gemüse
   und eventuell 1 TL Senf oder Pesto vermischen

## Eier mit Vollkornbrot

1–2 Eier, weich oder hart gekocht oder als Rührei

1 Tomate, in Scheiben geschnitten

evtl. Kresse oder Schnittlauch

## Räucherlachs oder -forelle auf Roggenbrot

1 geräuchertes Forellenfilet oder Lachsfilet

Meerrettich

## Putenschinken auf Pumpernickel

Putenschinken

Essiggurken

Senf

## Oma Ellis Marmeladebrot

Magerquark

Fruchtmus (ohne Zuckerzusatz; siehe auch Seite 211)

❶ Brot circa 1–2 cm dick mit Magerquark und dann mit circa 2 EL Fruchtmus bestreichen. Wer möchte, kann das Mus auch vorher unter den Quark rühren (mit ein wenig Wasser wird der Quark geschmeidiger).

## »Reste-Essen«

Vom Vortag Übriggebliebenes kann man auch gut am nächsten Tag in ein Mittagessen verwandeln (essen Sie dazu einen großen Salat oder zwei Handvoll Rohkost):

1 gebratene Hühnerbrust oder 1–2 Fischlaibchen (siehe Seite 258)
Salatblätter
Tomaten in Scheiben
Senf oder dünn Mayonnaise

---

**GL:** ca. 10. **Protein:** ca. 20 Gramm, je nach Belag. **Besonderes:** Nur Vollkornbrot enthält die wichtigen Inhaltstoffe aus den Randschichten von Getreide: Vitamine aus dem B-Komplex, Mineralstoffe wie Eisen und Zink! Lachs, Makrele und Thunfisch zählen zu den so genannten fetten Fischen: Sie enthalten besonders viele wichtige Omega-3-Fettsäuren, dazu noch Vitamin D und Jod!

# Snacks

## Linsenbällchen

### *Für ca. 30 Stück*

1 Tasse rote Linsen (250 ml)
½ Tasse (Vollkorn-)Couscous (125 ml)
1–2 TL Tomatenmark
Chili, frisch oder getrocknet, nach Geschmack, fein gehackt
1–2 mittelgroße Zwiebeln
ein Spritzer Zitronensaft
1 TL abgeriebene Zitronenschale (von unbehandelten Zitronen!)

### Asiatisch

½ TL Kreuzkümmel (Cumin), gemahlen oder ganz. Dann evtl. in der Pfanne trocken anrösten und im Mörser zermahlen
1–2 EL frischer Koriander, fein gehackt
1–2 EL frische Petersilie, fein gehackt

### Italienisch

5–6 getrocknete Tomaten (abgetropft, wenn in Öl eingelegt), fein gehackt
15–20 schwarze Oliven, entkernt, fein gehackt
1 gute Handvoll frisches Basilikum
15–20 Kapern, fein gehackt
1–2 EL Petersilie, fein gehackt

## Chinesisch

3 Frühlingszwiebeln, ganz fein gehackt

2 EL Sojasauce

1 TL Fünfgewürzepulver

1 EL Olivenöl

❶ Die Linsen gut waschen und mit 2½ Tassen Wasser zum Kochen bringen. Den Schaum, der sich anfangs bildet, eventuell abschöpfen. Auf kleiner Flamme circa 20–25 Minuten kochen lassen, bis die Linsen sehr breiig sind (die Flüssigkeit soll dabei nicht ganz verkochen).

❷ Linsen von der Platte ziehen und Tomatenmark und Chili unterrühren.

❸ Couscous in eine große Schüssel geben und die Linsenmischung dazu. Gut verrühren und mindestens 30 Minuten stehen lassen (damit der Couscous die Flüssigkeit aufnehmen kann).

❹ In der Zwischenzeit die Zwiebeln fein hacken und in ein wenig Olivenöl anschwitzen. Dabei nicht braun werden lassen.

❺ Die »Gewürzmischung«, je nach Geschmack asiatisch, italienisch oder chinesisch, vorbereiten und möglichst fein hacken (eventuell in der Küchenmaschine). Die oben genannten Zutaten sind jeweils genug für die ganze Menge. Wer zwei oder drei Sorten machen möchte, die Gewürzmengen dementsprechend halbieren oder dritteln (bei den chinesischen Bällchen eventuell das Tomatenmark und Chili weglassen, dafür braucht man auch keine Zwiebeln zu dünsten).

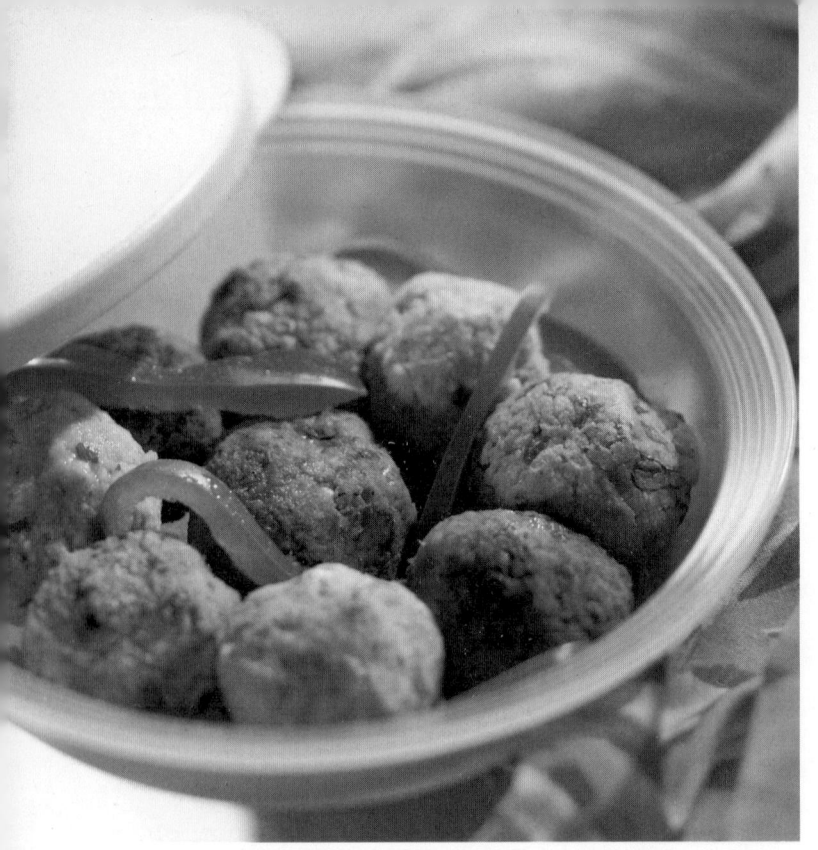

❻ Nach 30 Minuten die Zwiebeln und die »Gewürzmischung« unter die Linsen-Couscous-Mischung mengen und gut umrühren.

❼ Mit Salz und Zitronensaft abschmecken und ein wenig abgeriebene Zitronenschale unterrühren.

❽ Circa pflaumengroße Bällchen formen und auf ein mit Backpapier belegtes Blech legen (können ruhig eng liegen). Bei circa 180 °C circa 10–15 Minuten »trocknen« lassen. Die Bällchen werden dabei nicht braun, sondern sollen nur fester werden, damit man sie besser angreifen und transportieren kann. Nach dem Abkühlen im Kühlschrank aufbewahren.

**Tipp:** Zu den Bällchen passt ein leckerer Dip aus Magerquark, Joghurt oder Tofu: Der Fantasie sind keine Grenzen gesetzt!

---

**GL:** ca. 9–11 für 6–8 Stück (je nach Größe und wie viel man letztlich aus der Masse herausbekommt). **Protein:** ca. 20 Gramm von 6–8 Stück (je nach Größe). **Besonderes:** Linsenbällchen sind relativ fettarm und enthalten wertvolles Eiweiß. Sie punkten weiters mit Eisen, Zink und Kupfer als Mineralstoffe. Außerdem sind Phytoöstrogene enthalten, denen man eine hormonregulierende Wirkung zuspricht.

---

## Nussdip mit rohem Gemüse

Ideal für den ersten großen Hunger, wenn man heimkommt und zuerst noch kochen muss. Auch toll, um die Kinder bei Laune zu halten, bis das Mittagessen fertig ist – und nebenbei essen sie viel Gemüse.

1 EL Nussbutter (Erdnussbutter, Sesam, Cashew, Haselnuss, je nach Geschmack)
1 EL Wasser
1 Spritzer Zitronensaft
evtl. eine Prise Salz

❶ Nussbutter mit Wasser cremig rühren und mit Zitronensaft und Salz abschmecken.
❷ Schmeckt ohne Salz gut mit Obst, mit Salz gut mit rohem Gemüse, zum Beispiel Karottensticks, Gurken, Paprika, Radieschen etc.

---

**GL:** wenig relevant, da kaum Kohlenhydrate enthalten sind. **Protein:** ca. 13 Gramm pro 100 Gramm. **Besonderes:** Nüsse enthalten viele gute Fette (Omega-3-Fettsäuren), viele Mineralien und Spurenelemente wie Kupfer und Mangan. Im Gemüse stecken außerdem reichlich verschiedenste Vitamine und Ballaststoffe.

---

# Nussiges Soja-Gomasio

Gomasio besteht normalerweise aus geröstetem Sesam mit Salz. Diese Version verwendet gemischte Samen, um die Wertigkeit der Fette zu erhöhen und weil es ein vollständigeres Eiweiß ergibt, und Sojasauce (Tamari), weil's besser schmeckt und man weniger Salz braucht.

Die Samen schmecken gut einfach so zum Knabbern, oder man kann sie in der Küchenmaschine grob mahlen und als »trockenen Dip« für Gemüsesticks verwenden. Schmeckt auch gut als »Aufstrich« auf einem Butterbrot.

1 Tasse gemischte Samen: 2 Teile Leinsamen und je 1 Teil Sonnenblumenkerne, Sesamsamen und Kürbiskerne
1 TL Sojasauce oder Tamari

❶ Die Samen in einer Pfanne leicht anrösten, bis sie nussig duften, dabei aber ständig rühren. Es ist ganz wichtig, dass die Samen nicht verbrennen oder zu dunkel werden, denn das zerstört die kostbaren Öle.

❷ Sofort aus der Pfanne in eine Schüssel leeren und mit der Sojasauce verrühren.

---

**GL:** 1 EL = 0. **Protein:** 1 EL = 3 Gramm. **Besonderes:** Samen sind relativ fettreich: Die wertvollen Öle sind reich an Omega-3-Fettsäuren, die in vielerlei Hinsicht gut für uns sind! Sie schützen vor Herzinfarkt und Schlaganfall und sind regelrecht eine Hirnnahrung!

---

## Snacks – fürs Büro oder unterwegs

### Frisches Obst mit Joghurt
Nehmen Sie, was immer Ihnen schmeckt und gerade in Saison ist. Aber essen Sie nicht jedes Mal Bananen, da diese relativ süß sind. Eventuell ein paar Samen darüberstreuen.

### Frisches Obst mit Nüssen/Samen
Nüsse/Samen kann man in einem kleinen Glas mit Schraubverschluss oder Ähnlichem immer in der Schublade, im Auto oder in der Aktentasche haben. Zusammen mit einem Stück Obst sind sie ein perfekter Snack, der Energie, Eiweiß und gute Fette gibt.

### Knäckebrot/Cracker mit Nussbutter
Nussbutter hält sich relativ lange – und Knäckebrot/Cracker kann man immer leicht in der Schreibtischschublade haben.

### Fischfilet auf Knäckebrot
Notfallmittagessen aus der Schreibtischschublade: 1 Dose Fisch, zum Beispiel Sardinen- oder Makrelenfilets oder Thunfisch (in Wasser oder kalt gepresstem Olivenöl), auf Knäckebrot. Dazu rohes Gemüse (Karotten, Selleriestangen, Radieschen etc.), wenn vorhanden.

## Hüttenkäse mit frischem Gemüse

125 g Hüttenkäse mit frischem Gemüse, zum Beispiel Karotten, Selleriestangen, Kohlrabi, Radieschen oder Ähnlichem.
Hüttenkäse schmeckt auch gut auf Knäckebrot.

---

**Protein:** Nüsse und Nussbutter, Fisch, Hüttenkäse und Joghurt liefern das wichtige Eiweiß. **Besonderes:** Gemüse oder Obst erfrischt mit Vitaminen und Antioxidantien! Nüsse enthalten zudem viele Mineralstoffe und gute Fette!

# Aufstriche und Füllungen für Ofenkartoffeln

Diese Aufstriche schmecken alle sehr gut auf Brot, als Dip mit Gemüse oder aber als Füllung in einer Ofenkartoffel.

Als Dip für Gemüsesticks: Gemüse in Stifte schneiden (sehr gut sind Sellerie, Karotten, Kohlrabi, Gurken, Paprika) und damit den Dip auslöffeln. Wieder gilt: Recht viel vom Dip essen, denn dieser liefert Eiweiß.

Kann auf Brot mit Gemüsesticks ein vollständiges Mittagessen sein. Als Snack entweder mit Gemüsesticks oder mit einer Scheibe Roggenvollkornbrot essen.

Passt hervorragend zur Ofenkartoffel als Mittag- oder auch Abendessen.

## Ofenkartoffeln mit »Füllung«

### Für 1 Person

1–2 mittelgroße Kartoffeln

❶ Die Kartoffeln gut waschen, einige Male mit einer Gabel einstechen und bei ca. 180°C für circa 45–60 Minuten im Ofen backen.

❷ Essen Sie die Kartoffel mit einer der folgenden Füllungen und einem Salat.

**Wichtig:** viel Füllung (Eiweiß) und eher eine kleinere Kartoffel (faustgroß) essen. Ein Salat liefert die »Gemüsefäuste« dazu.

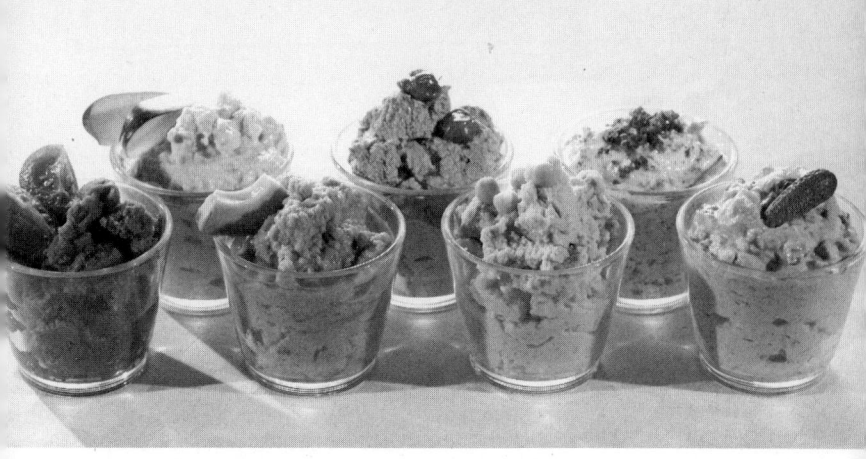

### Tofuaufstrich, der nicht nach Tofu schmeckt

5–6 getrocknete Tomaten (abgetropft, wenn in Öl eingelegt)
1–2 TL Kapern
½ Bund Petersilie
100 g Tofu
1 TL Olivenöl
Salz und Pfeffer

❶ In der Küchenmaschine (oder Stabmixer mit Aufsatz) Tomaten, Kapern und Petersilie fein zerhacken.
❷ Dann Tofu und Olivenöl zugeben und cremig vermixen. Eventuell 1–2 EL Wasser zugeben, um eine cremigere Konsistenz zu erreichen.
❸ Mit Salz und Pfeffer abschmecken.

## Heringskäse

2 Heringsfilets
1 Zwiebel
1 Apfel
200 g Quark
Salz und Pfeffer

❶ Die Heringsfilets werden klein gehackt (zum Beispiel in der Küchenmaschine).

❷ Den Quark gut cremig rühren, Äpfel fein würfelig schneiden, die Zwiebel schneiden, ganz fein Salz und Pfeffer beigeben und das Ganze gut durchmengen und nach Geschmack würzen. Der Heringskäse schmeckt noch besser, wenn er bei Zimmertemperatur durchziehen kann.

## Liptauer

½ Zwiebel, ganz fein gehackt
200 g Magerquark
1–2 kleine Essiggurken, fein gehackt
1 TL Kapern
1 TL Dijonsenf
1 TL Paprikapulver, süß oder scharf, nach Geschmack
½ TL Kümmel, gemahlen
2 EL Petersilie, gehackt
2 TL Olivenöl

❶ Alle Zutaten im Mixer verrühren. Eventuell ein paar EL Wasser hinzufügen, bis eine cremige Konsistenz erreicht ist. Mit

Salz und Pfeffer abschmecken. Der Aufstrich schmeckt besser, wenn er einige Stunden Zeit hatte, durchzuziehen.

**Tipp:** Anstelle des Magerquarks können Sie auch 200 g Tofu verwenden.

### Bohnen-Nussbutter-Dip
1 Dose weiße Bohnen, abgespült und abgetropft
2 EL Erdnussbutter (oder andere Nussbutter)
Saft von 1 Zitrone
ein bisschen Worcestersauce

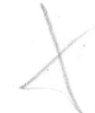

❶ Bohnen und Nussbutter in der Küchenmaschine pürieren. Wenn die Mischung zu dick wird, ein bisschen Wasser zugeben.
❷ Mit Zitronensaft, Worcestersauce abschmecken.

### Hühnerbrust mit Senf
1 kleine Hühnerbrust, gekocht oder gegrillt (fertig gekauft oder Rest vom Vortag)
1 EL Joghurt
1 TL grobkörniger Senf
1 EL Kresse oder 1 EL geschnittener Rucola

❶ Hühnerbrust in kleine Würfel schneiden und mit Joghurt, Senf und schwarzem Pfeffer verrühren. Rucola oder Kresse darüberstreuen.

## Thunfisch-Mix

½ Dose Thunfisch (ca. 100 g) in Wasser, abgetropft
½ reife Avocado
½ roter Paprika, in kleine Würfel geschnitten
Saft von ½ Zitrone

❶ Alle Zutaten mit einer Gabel verrühren und mit Salz und Pfeffer abschmecken.

## Quarkdip

250 g Magerquark
2–3 EL Schnittlauch, Petersilie oder andere frische Kräuter, nach Geschmack, gehackt
Salz und Pfeffer

❶ Den Quark mit ein wenig Wasser cremig rühren, die gehackten Kräuter unterrühren und mit Salz, Pfeffer und eventuell ein wenig Zitronensaft abschmecken.

## Tomatendip

3 EL rote Linsen
3–4 EL Tomatenmark
½ TL Currypulver

❶ Die Linsen gut waschen und in mindestens der doppelten Menge Wasser aufkochen. Die Linsen sollen anfangs sprudelnd kochen, dann die Hitze reduzieren und leise köcheln lassen.

❷ Das Currypulver dazugeben und weiterkochen, bis die Linsen ganz weich sind, circa 15 Minuten.

❸ Die Linsen mit ungefähr gleich viel Tomatenmark vermischen, eventuell im Mixer fein pürieren (es reicht aber auch, sie gut durchzurühren) und mit Salz und Pfeffer abschmecken.

### Hummus (Kichererbsenmus) mit Gemüsesticks

Hummus gibt es in vielen türkischen Läden und auf Märkten zu kaufen, man kann es aber auch leicht selbst machen. Hält sich einige Tage im Kühlschrank.

1 Dose Kichererbsen, gewaschen und abgetropft,
oder ca. 250 g Kichererbsen gekocht (vorher über Nacht einweichen und in frischem Wasser ohne Salz weich kochen)
1–2 Knoblauchzehen, nach Geschmack
2 EL Olivenöl
Saft von ½ Zitrone
2 TL Tahini (Sesampaste, geht auch ohne)
eine Prise Cayennepfeffer
Salz

❶ Alle Zutaten im Mixer pürieren. Eventuell ein wenig Wasser zugeben, damit das Mus geschmeidiger wird. Mit Zitronensaft, Salz und Cayennepfeffer abschmecken.

**Varianten:** Man kann den Hummus auch sehr gut mit getrockneten Tomaten, Oliven, Kapern, geröstetem Paprika oder Zitrone und Koriander abändern und verfeinern und so andere Geschmacksrichtungen ausprobieren.

## Hummus, Avocado und Alfalfa

3 EL Hummus

½ kleine Avocado

1 Handvoll Alfalfa- oder andere Sprossen

❶ Hummus und Avocado miteinander verrühren und Sprossen draufgeben.

---

**GL:** 10–15 (je nach Kartoffelgröße und Art des Toppings). **Protein:** Die Kartoffel enthält zwar nicht besonders viel, aber wertvolles Eiweiß, das in Kombination mit anderen Eiweißquellen eine hohe Wertigkeit erreichen kann. **Besonderes:** Dips mit Fisch enthalten Vitamin D, Jod und viele Omega-3-Fettsäuren!

---

# Suppen

### Arabischer Bohneneintopf

Lässt sich auch gut einfrieren oder aufwärmen.

***Für 2 Personen***
1 Dose geschälte Tomaten (am besten schon in Stücken)
1 Dose/Glas rote oder weiße Bohnen
1 große Zwiebel, in große Stücke oder Ringe geschnitten
1 Knoblauchzehe
½ TL gemahlener Kreuzkümmel
1 Prise gemahlener Kardamom
¼ TL Paprikapulver
1 Prise Zimt
1–2 EL Petersilie, gehackt
ca. 2 Tassen gemischtes, in Stücke geschnittenes Gemüse
(im Notfall auch aus dem Tiefkühler): Karotten (max. 2 kleine),
Selleriestange, Zucchini, Chinakohl, Brokkoli, Erbsen, Paprika etc.
nach Geschmack

❶ Zwiebel und Knoblauch in ein wenig Olivenöl andünsten, ca. 2 Minuten.

❷ Die Gewürze hinzufügen und einige Minuten unter Rühren weiterdünsten.

❸ Das Gemüse zugeben und ein paar Minuten weiterdünsten.

❹ Tomaten dazugeben, eine weitere Minute kochen und dann so viel Wasser dazugeben, bis die gewünschte Konsistenz für Suppe erreicht ist.

❺ Wieder zum Kochen bringen und weitere 5 Minuten köcheln lassen.

❻ Bohnen dazugeben und 5 Minuten kochen lassen.

❼ Mit Salz und Pfeffer abschmecken. Zum Schluss mit viel Petersilie bestreuen.

**Variation: Schnelle Minestrone:** Statt Kreuzkümmel, Kardamom, Paprika und Zimt einfach einen EL Pesto (Achtung: Milchallergiker darauf achten, dass kein Käse drin ist!) unterrühren und die Suppe eventuell mit einem Suppenwürfel (möglichst bio und ohne Glutamat etc.) würzen.

---

**GL:** 12. **Protein:** 13,4. **Besonderes:** Enthält viel Betacarotin. Es ist ein wichtiges Antioxidans, das auch in Vitamin A umgewandelt werden kann. Außerdem schützt Betacarotin die Haut vor zu viel UV-Strahlung.

---

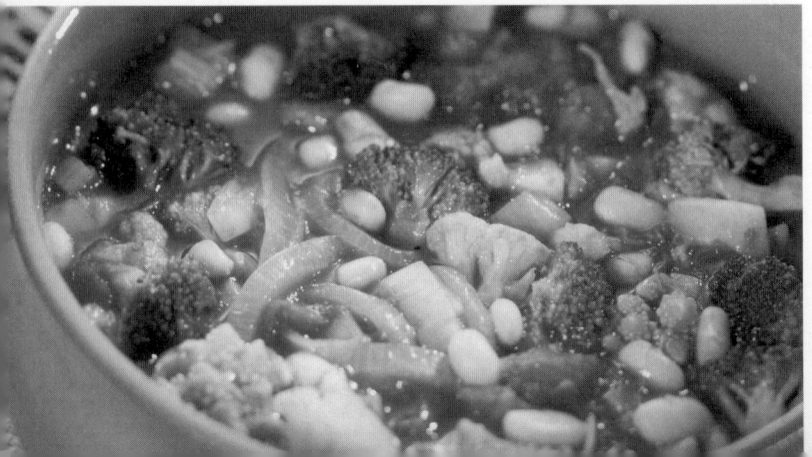

## Gemüsesuppe mit Putenwiener – sehr schnell!

*Für 2–3 Personen*

1 große Zwiebel, geschält

1 Knoblauchzehe, geschält

1 halbe Stange Lauch

2–3 Karotten

2–3 Stangen Sellerie

1 kleine Zucchini

½ Packung gefrorener Mais

Gemüsebrühe (Würfel oder Pulver), am besten bio und möglichst ohne Glutamat und andere Geschmacksverstärker

2 Stück Putenwiener

Salz und Pfeffer

1 TL Zitronensaft

❶ Knoblauch und Zwiebel in der Küchenmaschine (mit Messereinsatz) zerkleinern oder fein hacken.

❷ In einem Topf 1–2 EL Olivenöl oder Butter erhitzen und Zwiebeln/Knoblauch anschwitzen. Nicht braun werden lassen!

❸ Das restliche Gemüse (ohne Mais) in der Küchenmaschine zerkleinern oder sehr fein hacken. In die Pfanne geben und unter Rühren einige Minuten dünsten.

❹ Gemüsebrühe darüberstreuen und unterrühren, anschließend mit so viel Wasser aufgießen, dass das Gemüse gerade bedeckt ist.

❺ Einige Minuten kochen lassen. Mais unterrühren und kurz weiterköcheln lassen. Mit Salz, Pfeffer und Zitronensaft abschmecken. Eventuell Wasser nachgießen, wenn die Suppe zu dick wird.

❻ Putenwiener in Scheiben schneiden, zur Suppe geben und darin warm werden lassen.

**Variationen:**

- Pro Person kann man auch statt der Putenwiener circa 100 g in Würfel geschnittenen (geräucherten) Tofu unterrühren.
- Statt der Wiener kann man auch 1 Dose Bohnen verwenden.

---

**GL:** 8. **Protein:** ~ 20 Gramm. **Besonderes:** Gemüse liefert viel Vitamin C, Carotinoide und Ballaststoffe. Mit diesem Gericht deckt man auch einen guten Teil des täglichen Eisenbedarfs!

---

## Reisnudelsuppe mit Pilzen

### *Für 1 Person*
2 Handvoll (am besten braune) Champignons, geputzt und geviertelt
1 kleiner Pak Choi, gewaschen und in Stücke geschnitten (eine Art milder, asiatischer Mangold; man kann auch Mangold oder Chinakohl verwenden, wenn man keinen Pak Choi bekommen kann)
1 Handvoll Reis- oder Glasnudeln
Brühwürfel (möglichst bio und ohne Glutamat)
1 kleines Hühner- oder Putenfilet oder 1 Stück Tofu
evtl. ein kleines Stück Ingwer
Sojasauce und Zitrone zum Abschmecken

❶ Die Nudeln in eine Schüssel geben und mit kochendem Wasser übergießen.

❷ Die Pilze mit einem kleinen Stück Butter in einen Topf geben und unter Rühren anbraten. Salzen und pfeffern und immer weiter dünsten, bis die Flüssigkeit austritt und verdampft, circa 5–10 Minuten.

❸ Mit Wasser aufgießen (circa ½ Liter) und den Brühwürfel dazugeben. Mit Sojasauce abschmecken.

❹ Pak Choi dazugeben und kurz mitköcheln lassen (soll knackig bleiben).

❺ Die Hitze reduzieren, das Fleisch in die Suppe legen und gar ziehen lassen. Die Suppe soll dabei nicht kochen. Wer Tofu verwendet, lässt diesen Schritt aus, kann aber auch den

Tofu in der Suppe erwärmen. Sonst reicht es, den Tofu in Stücke zu schneiden, auf die Nudeln zu legen (siehe nächster Schritt) und dann die Suppe darüberzugießen.

❻ Die Nudeln (sind inzwischen weich, müssen nicht gekocht werden) abseihen und in einen Suppenteller geben. Die Suppe mit Zitrone abschmecken und über die Nudeln gießen.

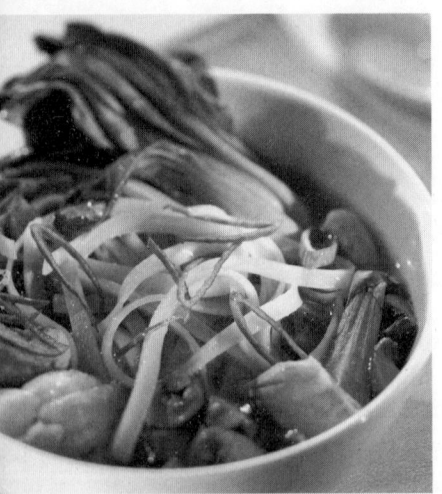

**Tipp:** Reisnudeln sind meistens nur »weiß«, also raffiniert, erhältlich. Das ist zwar nicht so gesund, aber Reisnudeln gehen einfach besonders schnell, und der Reis ist sehr leicht verdaulich; deswegen sind sie hier ausnahmsweise dabei.

**Variation:** Statt Reisnudeln schmecken auch Glasnudeln sehr gut – müssen ebenfalls nur eingeweicht werden.

GL: 5. **Protein:** ca. 20 Gramm. **Besonderes:** Die Suppe ist besonders fettarm und enthält ausreichend wertvolles Eiweiß. Sie enthält viele Vitamine in sehr hohen Mengen, sodass man fast den Tagesbedarf decken kann – Vitamine A, C, $B_1$, $B_2$ und $B_6$ – und außerdem noch Eisen, Calcium und Mangan. Mangan ist wichtig für die Funktion vieler Enzyme und somit an verschiedenen Prozessen im Körper beteiligt (zum Beispiel Aufbau von Knochen- und Knorpelgewebe, Zuckerstoffwechsel).

# Scharfe Kürbissuppe mit Kokosnussmilch und roten Linsen

### Für 2 Personen

1 kleiner Kürbis oder ein Stück von einem großen (z. B. Hokkaido oder Butternuss)

gut ½ Tasse rote Linsen

2 Zwiebeln

1–2 Knoblauchzehen

ca. 1 TL rote Currypaste (thailändisch – erhältlich im Asialaden und in manchen Supermärkten; achten Sie darauf, dass möglichst keine Konservierungsmittel enthalten sind)

Brühwürfel nach Geschmack

1 kleines Stück Ingwer, fein gehackt

½ Dose Kokosnussmilch

Zitronensaft zum Abschmecken

❶ Die Zwiebeln und den Knoblauch hacken (muss nicht fein sein) und in ein wenig Olivenöl andünsten.

❷ Inzwischen den Kürbis schälen, entkernen und in Stücke schneiden (circa 2 cm groß, sonst dauert die Kochzeit der Suppe zu lange). Wenn der Kürbis sich sehr schwer schälen und schneiden lässt und man ein bisschen Zeit hat, geht es auch so: Kürbis halbieren, entkernen und mit der Schnittfläche nach unten auf ein Backblech (eventuell mit Backpapier belegt) legen und bei 200 °C ca. 30–40 Minuten backen (bis der Kürbis weich ist, wenn man ihn mit einer Gabel ansticht). Das Fleisch mit einem Löffel herauskratzen.

❸ Die Kürbisstücke zur Suppe geben und kurz unter Rühren mitdünsten lassen. Mit Wasser aufgießen (bis das Gemüse knapp bedeckt ist) und die gut gewaschenen Linsen, die Currypaste, den Ingwer und den Brühwürfel dazugeben. Ca. 15–20 Minuten köcheln lassen. Eventuell noch Wasser zugeben, wenn die Suppe zu dickflüssig ist.

❹ Den Topf von der Platte nehmen und die Suppe mit dem Pürierstab fein pürieren. Jetzt eventuell noch einmal Wasser zugeben, wenn die Suppe zu dickflüssig ist.

❺ Die Kokosnussmilch einrühren, noch einmal kurz erhitzen und mit Salz, Pfeffer und Zitronensaft abschmecken.

**Variation ohne Schärfe:** Currypaste, Kokosmilch und Ingwer weglassen, dafür 2 klein geschnittene Karotten mit den Zwiebeln mitdünsten und mit ein wenig Muskat würzen.

---

**GL:** 14. **Protein:** 15 Gramm. **Besonderes:** Die Suppe enthält viele Carotinoide aus dem Kürbis, viel Vitamin C, Folsäure und Vitamin E sowie Eisen. Ein guter Weg, im Herbst und Winter viel Gemüse zu essen, und eine herrlich wärmende Suppe für kalte Herbsttage. Ist schnell zubereitet (circa 25 Minuten) und lässt sich auch gut einfrieren. Zwiebeln, Ingwer, Kürbis und Knoblauch enthalten Antioxidantien, die helfen können, einer Erkältung vorzubeugen, und die Linsen liefern Eiweiß.

# Rote-Linsen-Suppe mit Koriander und Kreuzkümmel

*Für 2 Personen*

1 EL Olivenöl

1 Zwiebel, fein gehackt

1 TL gemahlener Kreuzkümmel

1 TL gemahlene Koriandersamen

2 Karotten, in kleine Würfel geschnitten

150 g rote Linsen

Gemüsebrühe oder ein guter (wenn möglich vollbiologisch und ohne Glutamat etc.) Gemüsebrühwürfel

Salz und Pfeffer

Saft von ½ Zitrone

❶ Olivenöl in der Pfanne erhitzen, Zwiebeln darin andünsten, circa 3–5 Minuten.

❷ Währenddessen die roten Linsen gut waschen (am besten in einem Sieb unter fließendem Wasser oder in einer Schüssel mit kaltem Wasser).

❸ Kreuzkümmel und Koriander zu den Zwiebeln geben und eine Minute weiterrühren. Karotten, Linsen und Wasser und Brühwürfel (oder Brühe) dazugeben. Circa 15–20 Minuten kochen lassen, bis die Linsen ganz weich sind.

❹ Mit Salz und Pfeffer abschmecken und eventuell mit Wasser verdünnen, wenn die Suppe zu dickflüssig ist. Kurz vor dem Servieren mit Zitronensaft abschmecken.

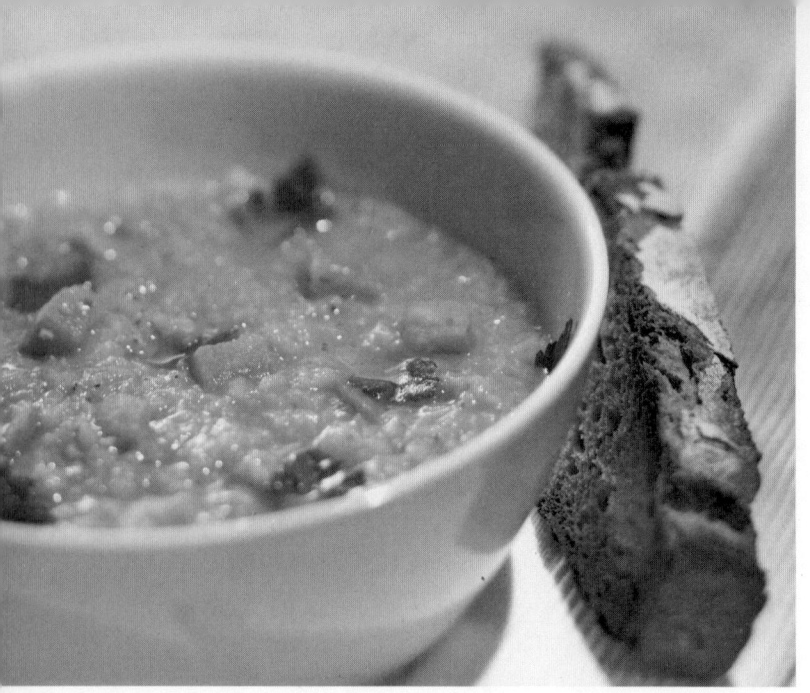

**Tipp:** Lässt sich gut aufwärmen oder einfrieren. In einer Thermoskanne kann man sie auch ins Büro mitnehmen.

**Variation:** Diese Suppe schmeckt auch gut mit weißen Bohnen (aus der Dose) – dann geht es noch schneller.

---

**GL:** 13. **Protein:** 6 Gramm. **Besonderes:** Die Suppe liefert ganz viel Betacarotin, dazu noch Eisen und viele Ballaststoffe. Koriandersamen schmecken übrigens ganz anders als frischer Koriander, der für manche gewöhnungsbedürftig ist. Gemeinsam mit Kreuzkümmel geben sie einen harmonischen erfrischenden Geschmack!

## Misosuppe

Sehr leicht verdaulich. Ich verwende diese Suppe oft für Klienten, die Heißhungerattacken haben: denn davon kann man essen, so viel man Lust hat, und man belastet den Körper nicht zu sehr. Kann sanft aufgewärmt werden, nicht mehr kochen.

### Für 1 Person

1–2 große Handvoll Gemüse, in bissgroße Stücke geschnitten; z. B. Zwiebel, Zucchini, Lauch, Karotten (max. 1), Brokkoli, Chinakohl, Weißkohl, Mangold, Erbsen etc., **keine Kartoffeln**
ca. 50–100 g Tofu, natur, mariniert oder geräuchert
1–3 EL Misopaste (nach Geschmack)

❶ Das Gemüse mit kaltem Wasser bedecken und zum Kochen bringen. Circa 10 Minuten köcheln lassen.
❷ Inzwischen den Tofu in Stücke schneiden.
❸ Den Topf von der Platte ziehen, den Tofu zugeben und die Misopaste unterrühren. Nicht mehr aufkochen!

**Variation:** Schmeckt auch gut mit Glasnudeln – dann wird's ein bisschen gehaltvoller.

---

**GL:** 4 (ohne Glasnudeln). **Protein:** 10 Gramm. **Besonderes:** Misosuppe mit viel Gemüse enthält den Tagesbedarf an Vitamin C, außerdem Folsäure, Eisen und Calcium. Miso ist ein fermentiertes Produkt aus Sojabohnen. Die lebenden Kulturen sollte man nicht durch zu viel Hitze zerstören: Deshalb sollte die fertige Suppe nicht mehr kochen!

---

# Mittag

## Chinesischer Glasnudelsalat mit Huhn

Schmeckt lauwarm, aber auch kalt sehr gut.

*Für 2 Personen*
100 Gramm Glasnudeln (Fadennudeln aus Soja- oder
Mungbohnen)
2 Karotten
2 Stangen Sellerie
1 Hühnerbrust, in Streifen geschnitten
3–4 Frühlingszwiebeln
¼ Weißkohl
1 EL Austernsauce
1–2 EL Sojasauce
1 TL Fünfgewürzepulver
2 EL Sesamsamen
Sesamöl und Sojasauce zum Abschmecken

❶ Die Glasnudeln mit kochendem Wasser übergießen und
beiseitestellen.
❷ Karotten fein raspeln, Sellerie und das Weißkraut in ganz
feine Streifen schneiden oder in der Küchenmaschine fein
raspeln.
❸ In einer Pfanne 1–2 EL Öl erhitzen und die Hühnerstreifen

von allen Seiten anbraten. Einige Minuten braten lassen, bis sie gar sind. 1–2 EL Sojasauce und das Fünfgewürzpulver darübergeben, gut verrühren und beiseitestellen.

❹ Huhn mit den Frühlingszwiebeln in der Küchenmaschine relativ fein zerhacken oder mit dem Messer sehr klein schneiden.

❺ Gemüse und Huhn vermischen, mit Austernsauce würzen und mit Sojasauce und Sesamöl abschmecken.

❻ Die Glasnudeln abseihen und zusammen mit den Sesamsamen unter das Gemüse rühren.

---

**GL:** 18. **Protein:** 26 Gramm. **Besonderes:** Glasnudeln sind aus Mungbohnen- oder Sojabohnenmehl! Der Salat enthält viel Betacarotin, die Vitamine $B_1$ und $B_6$, Calcium und Zink! Zink ist wichtig für schöne Haut, glänzende Haare und starke Fingernägel!

# Käferbohnensalat

*Für 2 Personen*

1½ Tassen Käferbohnen, über Nacht in kaltem Wasser eingeweicht

1 Zwiebel, ganz fein gehackt

1 Stange Sellerie, in ganz feine Scheiben geschnitten

1 Karotte, in kleine Würfel geschnitten

½ Gurke, in kleine Würfel geschnitten

*Dressing:* Kernöl oder Olivenöl

Essig oder Zitronensaft

Salz, Pfeffer

1 EL Petersilie, fein gehackt

❶ Käferbohnen in reichlich Wasser zum Kochen bringen (dabei einige Minuten sprudelnd kochen, eventuell sogar noch einmal mit frischem Wasser aufsetzen) und ca. 1 bis 1½ Stunden weich kochen. Das Wasser nicht salzen.

❷ Aus den Dressingzutaten eine Vinaigrette rühren.

❸ Bohnen abgießen und noch lauwarm mit dem Gemüse und dem Dressing vermischen. Vor dem Servieren abkühlen und ziehen lassen.

---

**GL:** 1. **Protein:** 18 Gramm. **Besonderes:** Der Salat hat eine sehr ausgewogene Nährstoff-Zusammensetzung. Er enthält besonders viel Betacarotin, reichlich Vitamine des B-Komplexes, aber auch viel Vitamin C. Außerdem liefern Hülsenfrüchte Ballaststoffe. Käferbohnen heißen übrigens auch Feuerbohnen, Riesenbohnen, Prunkbohnen, Türkenbohnen oder auch Rosenbohnen.

---

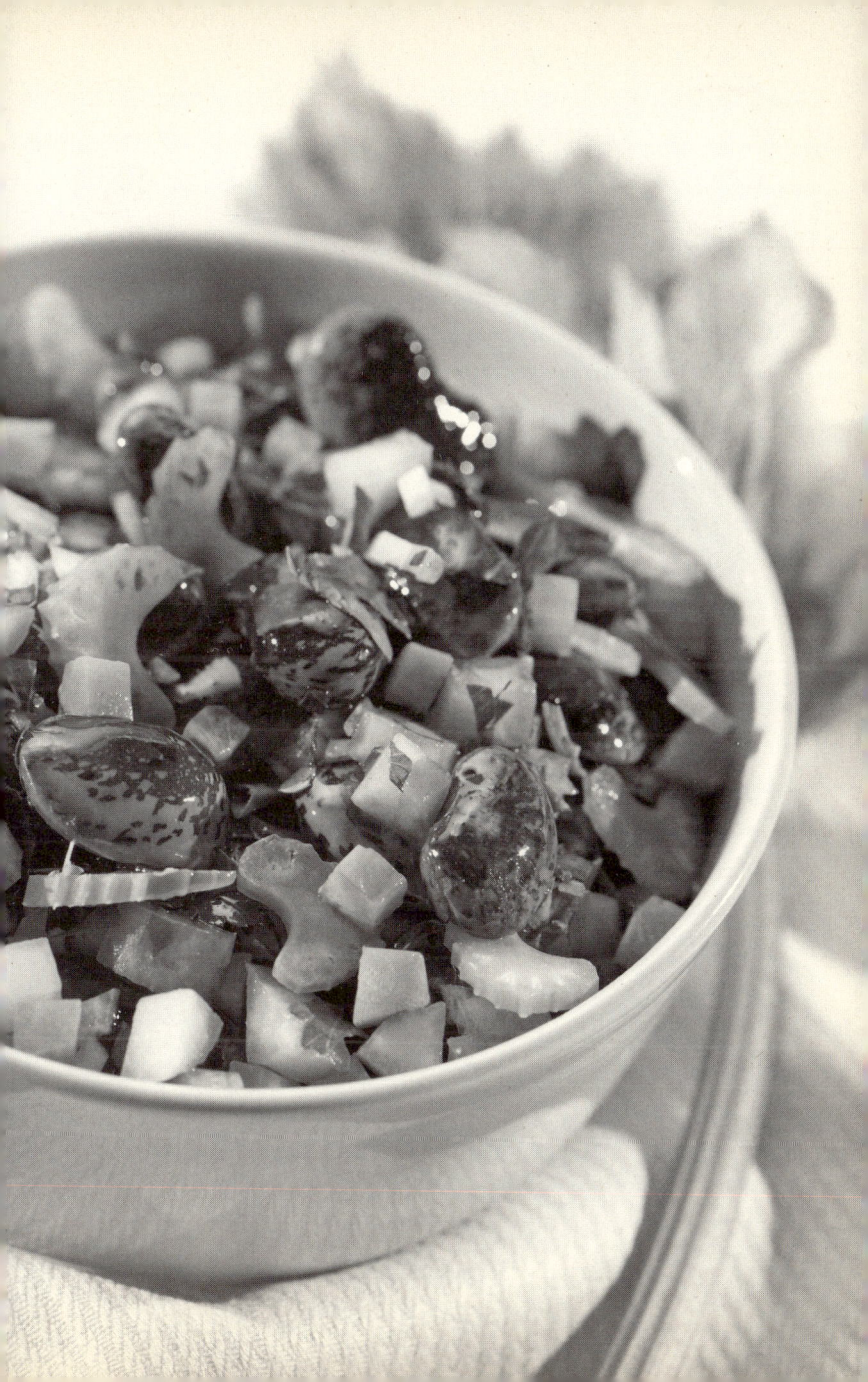

## Kichererbsensalat mit Tomaten und Oliven

*Für 2 Personen*

1 Dose (400 g) Kichererbsen oder 250 g gekochte Kichererbsen
2 kleine Tomaten, in Würfel geschnitten
evtl. ½ roter Paprika, in Würfel geschnitten
1 großes Stück Salatgurke, geschält und in Würfel geschnitten
1 Handvoll Petersilie, grob gehackt
5–6 schwarze Kalamata-Oliven, entkernt und grob gehackt
Olivenöl, Essig, Salz und Pfeffer
Nach Geschmack: Harissa oder eine andere Chilipaste

❶ Kichererbsen abtropfen und in einem Sieb gut waschen.
❷ Aus 3 EL Olivenöl und Essig mit ein wenig Salz und Pfeffer eine Salatsauce rühren. Nach Geschmack ein wenig Chilipaste unterrühren.
❸ Die Kichererbsen mit dem Gemüse, den Oliven und der Salatsauce vermischen. Am besten schmeckt der Salat, wenn man ihn ein wenig durchziehen lässt. Mit einer Scheibe Vollkornbrot servieren.

**Variation:** Statt Paprika und Oliven kann man auch 1 Tasse gedämpften Brokkoli und eine ganz fein gehackte rote Zwiebel dazugeben.

---

GL: 24 (mit einem Stück Brot). **Protein:** 11 Gramm. **Besonderes:** Weizen und Kichererbsen ergeben eine sehr hohe Eiweißwertigkeit.

---

# Miniquiche

*Für 12 Stück (eine Portion sind 3–4 Miniquiches)*
5 Eier
6–8 mittelgroße Kartoffeln (ca. 3 »Fäuste«, alle zusammen)
2 Zwiebeln
½ Stange Lauch
1 roter Paprika
1 kleine Zucchini
1 Handvoll Champignons
1 TL Kümmel, gemahlen
1 TL Paprika, gemahlen
ein wenig geriebene Muskatnuss
Mehl zum Bestäuben
3 EL Olivenöl

❶ Kartoffeln grob raspeln und beiseitestellen. Das restliche Gemüse grob raspeln oder in der Küchenmaschine relativ fein hacken (mit dem Messereinsatz).

❷ Das Gemüse in 2 EL Olivenöl andünsten und einige Minuten unter Rühren braten. Die Kartoffeln dazugeben und einige Minuten weiterbraten. Salzen und pfeffern.

❸ Die Eier in einer Schüssel verquirlen und mit Salz, Pfeffer, Muskat, Paprika und Kümmel würzen. Das Gemüse unterrühren.

❹ Die Muffinpapierformen in das Muffinblech setzen oder das Muffinblech mit 1 EL Öl auspinseln und mit Mehl bestäuben.

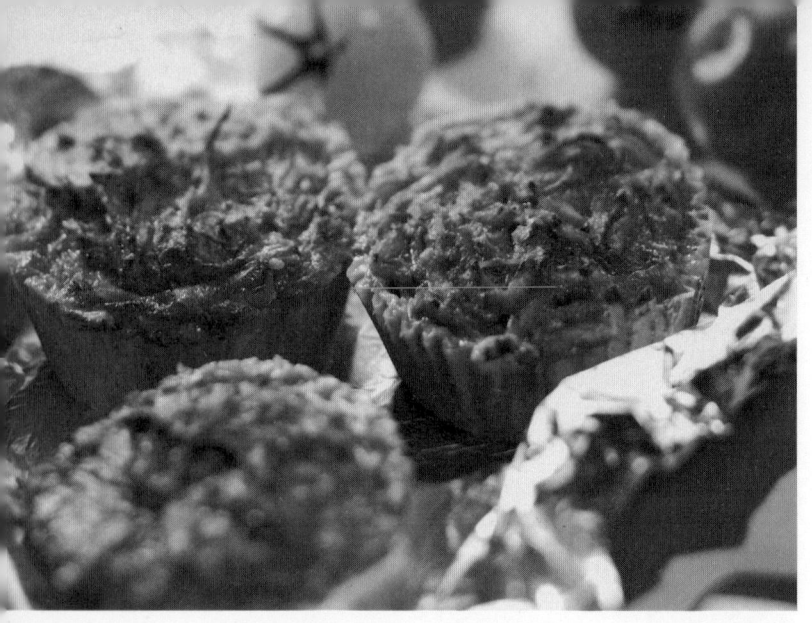

❺ Die Gemüsemischung in die Förmchen füllen (ganz voll machen) und bei 180 °C circa 30 Minuten im Ofen backen.

**Tipps:**

- Lässt sich gut mitnehmen, aber auch einfrieren. Wer möchte, kann die Miniquiches im Ofen oder in der Mikrowelle aufwärmen, aber sie schmecken auch kalt gut.
- Wer keine Muffinformen hat, kann die Quiche auch als Ganzes in einer gefetteten, bemehlten Springform machen und die fertige Quiche dann in Stücke schneiden.

---

**GL:** 12 für 4 Stück. **Protein:** 8 Gramm. **Besonderes:** Die Quiches sind sehr ausgewogen und punkten mit einer tollen Zusammensetzung. Sie haben viel Betacarotin, Vitamin C, Vitamin $B_6$ und Eisen.

# Quinoasalat mit Avocado

### Für 1–2 Personen

½ Tasse Quinoa

½ Avocado, in Würfel geschnitten

1 Handvoll Cherry-Tomaten, halbiert oder geviertelt

(oder 1 große Tomate in Würfel geschnitten)

1 halbe Gurke, in Würfel geschnitten

1 Karotte, in Würfel geschnitten

evtl. 1 hart gekochtes Ei, in Scheiben

evtl. ein paar Basilikum-Blätter, in Streifen geschnitten,

oder ½ Bund Petersilie, gehackt

2–3 EL Olivenöl

Saft von ½ Zitrone

❶ Quinoa mit der doppelten Menge Wasser 15–20 Minuten weich kochen. Dann Topf vom Herd ziehen und zugedeckt 5–10 Minuten rasten lassen.

❷ Aus Olivenöl und Zitrone eine Salatsauce rühren und mit einer Prise Salz und Pfeffer abschmecken.

❸ Zuerst das Gemüse, dann den Quinoa und die Gewürze unterrühren. Gleich essen oder im Kühlschrank bis zu einem Tag aufbewahren.

**Tipp:** Kann man gut mitnehmen!

**Variation:** Statt des Eis kann man auch eine Handvoll Kichererbsen oder 1 Dose Thunfisch unterrühren.

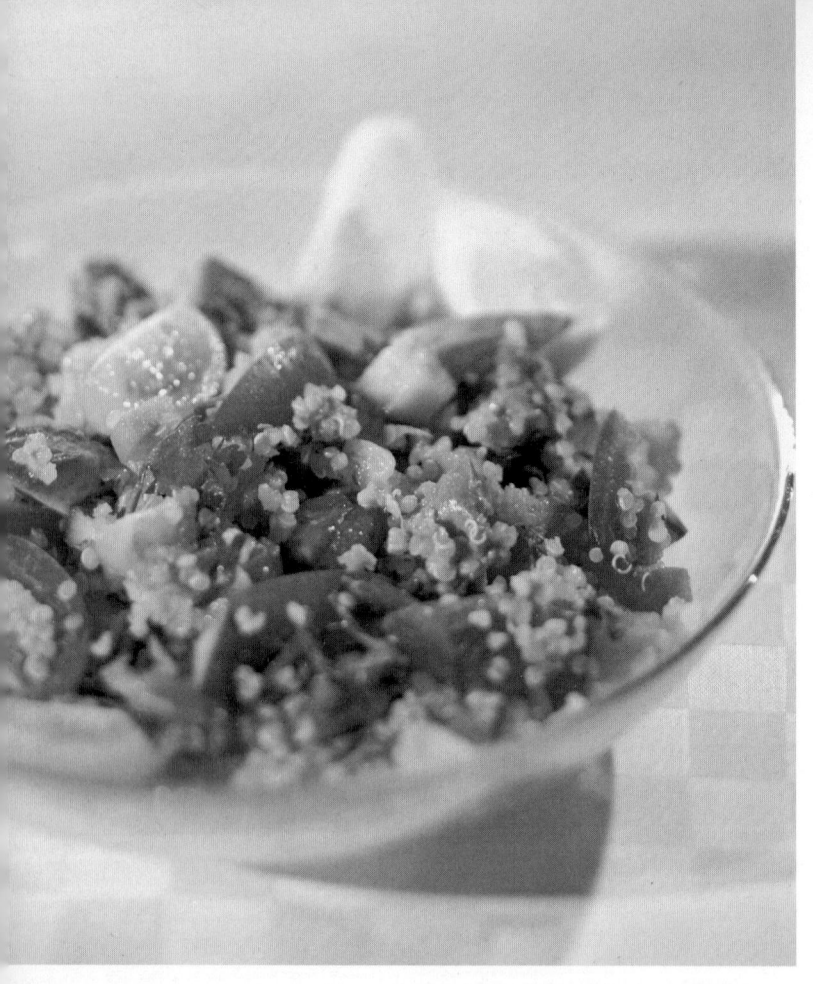

**GL:** 13. **Protein:** ca. 15 Gramm. **Besonderes:** Avocados gehören zum fettreichsten Gemüse überhaupt, wobei die Fette aber vorwiegend unge-sättigt sind. Sie enthalten zudem viel Vitamin E sowie Vitamine der B-Gruppe, reichlich Kalium, Calcium und Eisen. Quinoa ist übrigens gar kein »echtes« Getreide, sondern gehört zu den Pseudocerealien!

## Rotkohlsalat mit Kürbiskernen und Tofu

*Für 2 Personen*
¼ Rotkohl
1 Karotte
½ Apfel
100 g Tofu (am besten mariniert oder, je nach Geschmack,
geräuchert)
1 gehäufter TL Kürbiskerne
*für die Vinaigrette:* Olivenöl, Zitronensaft, Salz, Pfeffer

❶ Krautkopf halbieren, Strunk herausschneiden und den Kopf
in feine Streifen schneiden oder raspeln. Karotten und Apfel
raspeln (ich persönlich lasse den Apfel ungeschält, aber das
ist Geschmackssache).

❷ In einer Schüssel Olivenöl und Zitronensaft verrühren und
mit Salz und Pfeffer abschmecken. Das Gemüse dazugeben
und gut vermischen (der Zitronensaft verhindert, dass der
Apfel braun wird).

❸ Tofu in kleine Würfel oder Streifen schneiden und zu den
anderen Zutaten geben. Wenn Sie Tofu nicht ausstehen können, dann nehmen Sie stattdessen ½ Dose Thunfisch (in
Wasser) – schmeckt auch gut und bietet gutes, mageres Eiweiß.

❹ Wer möchte, kann die Kürbiskerne in einer Pfanne kurz anrösten, bis sie duften. Sie dürfen nicht rauchen und sollten
nicht zu braun werden – das zerstört die kostbaren Omega-
3-Fette.

❺ Kürbiskerne unter den Salat mischen. Im Kühlschrank ein paar Stunden ziehen lassen.

**Tipp:** Ein ideales Mittagessen fürs Büro – leicht und schnell vorzubereiten. Außerdem wird dieser Salat besser, wenn er Zeit hat, ein paar Stunden durchzuziehen. (Und er schmeckt viel besser, als es klingt).

**Variation:** Statt des Tofu können Sie auch 100 g Putenschinken (in Stücke oder Streifen geschnitten) verwenden.

---

GL: 12. **Protein:** 23 Gramm. **Besonderes:** Der Salat sorgt für eine gute Vitaminversorgung: Er enthält viel Betacarotin, Vitamin C und Vitamin E. Kürbiskerne punkten mit wertvollen Fetten und vielen Mineralstoffen. Tofu liefert ein besonders ausgewogenes Eiweiß und Calcium. Wer den Geschmack nicht so mag, kann geräucherten Tofu verwenden!

---

## Taboulé mit Kichererbsen

Das ist die nordafrikanische Variation des Taboulé, im Mittleren Osten besteht er fast nur aus Petersilie und Tomaten, kaum Couscous.

Lässt sich gut aufbewahren und mitnehmen. Schmeckt noch besser, wenn der Salat ein paar Stunden durchziehen konnte.

***Für 2 Personen (oder 2 Mahlzeiten)***
50 g Couscous (= Hartweizengrieß)
1 Dose Kichererbsen (400 g)
3 TL gehackte Minze
1 großer Bund Petersilie, fein gehackt
3 Tomaten, in kleine Würfel geschnitten
½ Salatgurke, in kleine Würfel geschnitten
½ Bund Frühlingszwiebeln, in ganz feine Streifen geschnitten
3 EL Olivenöl
Saft von 3 Zitronen

❶ Die Tomaten und die Gurke in kleine Würfel schneiden, die Kräuter und die Frühlingszwiebeln ganz fein hacken und in einer Salatschüssel vermischen.

❷ Couscous (ungekocht) unterrühren.

❸ Zitronensaft und 3 EL Olivenöl unterrühren, die Kichererbsen dazugeben, salzen, pfeffern und mit einem Teller beschwert im Kühlschrank 1–2 Stunden ziehen lassen. Der Couscous saugt sich mit den Gemüsesäften voll und wird ohne Kochen weich.

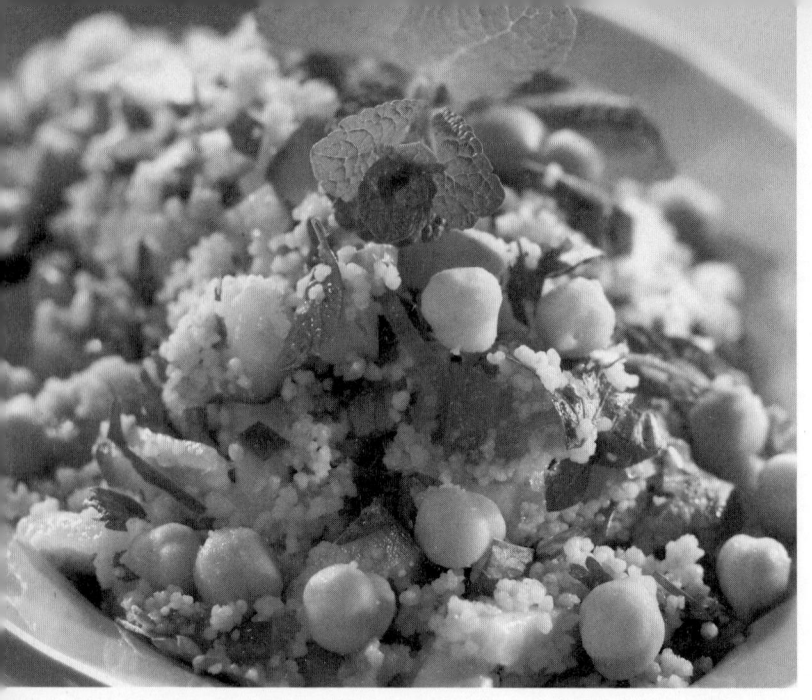

**Variation: Taboulé mit Thunfisch und Petersilie:** Hier verwendet man statt Couscous Buchweizen. Dieser muss allerdings vorher gekocht werden: Wasser zum Kochen bringen, Buchweizen (circa 90 g) einrühren und circa 10 Minuten kochen lassen, bis der Buchweizen bissfest ist. Abgießen und abkühlen lassen. Statt der Kichererbsen einfach eine Dose (abgetropften) Thunfisch unterrühren.

---

**GL:** 16. **Protein:** 13 Gramm. **Besonderes:** Couscous ist eine Art Hartweizengrieß, der aber vorgedämpft ist und daher nicht mehr gekocht werden muss. Das Taboulé enthält viel Betacarotin und Vitamin C und natürlich viele Ballaststoffe. Durch die Minze wird es ein optimales, erfrischendes Sommergericht, auch zum Mitnehmen!

# Toskanischer Bohnensalat mit Thunfisch

*Für 2 Personen*

400 g Bohnen aus der Dose (halb weiß, halb rot), abgespült und abgetropft

1 rote Zwiebel, ganz fein gehackt

1 EL grüne Oliven, evtl. entkernt und in Stücke geschnitten

3 Tomaten, in Stücke geschnitten

2 Stangen Sellerie, in feine Streifen geschnitten

1 Dose Thunfisch in Olivenöl oder Wasser, abgetropft

½ Avocado, geschält, entkernt und in Stücke geschnitten

*Dressing:*  1 TL Senf

Olivenöl

Balsamico-Essig

1 Knoblauchzehe

1 EL Petersilie, fein gehackt

❶ Aus den Zutaten für das Dressing eine cremige Salatsauce rühren und mit Salz und Pfeffer abschmecken.

❷ Alle anderen Zutaten zugeben und vorsichtig unterrühren. Mit Petersilie bestreuen.

---

**GL: 10. Protein:** 26 Gramm. **Besonderes:** Der Salat hat es in sich: viele fettlösliche Vitamine (Vitamine D, E und K) sowie viel Vitamin C und Ballaststoffe. Der Thunfisch enthält wichtige Omega-3-Fettsäuren und Jod und sorgt für eine gute Portion Eiweiß!

# Abend

## Fischlaibchen

### Für 2 Personen

ca. 250 g Lachsfilet (ohne Haut und Gräten, in grobe Stücke geschnitten)

1 große Handvoll Petersilie, grob gehackt (ein mittelgroßer Bund)

2 mittelgroße oder 1 sehr große Zwiebel, fein gehackt

2 EL Mehl (für Allergiker: Buchweizen-, Reis- oder Maismehl funktionieren auch gut)

Saft und abgeriebene Schale von ½ Zitrone

Salz, Pfeffer, Olivenöl

❶ Die fein gehackten Zwiebeln in ein wenig Olivenöl glasig dünsten. Sie sollen keine Farbe annehmen.

❷ Alle Zutaten, inklusive der Zwiebeln, in einer Küchenmaschine zu einer homogenen Masse verarbeiten.

❸ Circa 1 EL der Masse mit nassen Händen zu Laibchen formen. Die Masse sollte 8 Laibchen ergeben.

❹ Die Pfanne mit einer Küchenrolle auswischen und darin ein wenig Olivenöl erhitzen und die Laibchen von jeder Seite circa 6–8 Minuten auf kleiner Hitze braten.

**Dazu passt gut:** ein grüner Salat oder ein Gurken-Tomaten-Salat und Salzkartoffeln.

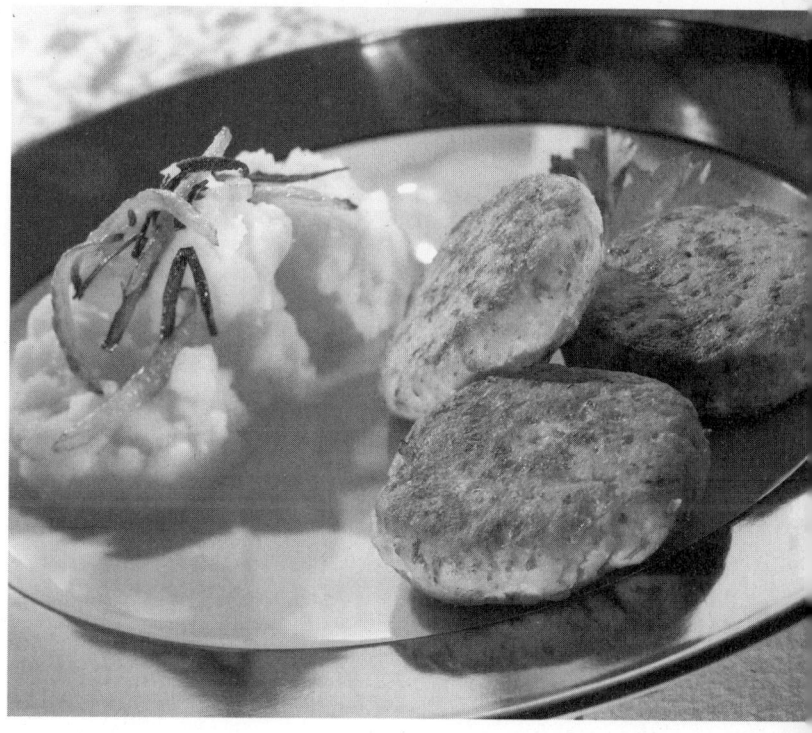

**Tipp:** Wenn Laibchen übrig bleiben, schmecken sie auch kalt zum Mittagessen am nächsten Tag oder, mit der Gabel zerdrückt, als Brotbelag für die Brotzeit.

---

**GL:** 7 ohne, 15 mit Salzkartoffeln (150 Gramm). **Protein:** 26 Gramm.
**Besonderes:** Enthalten viel Vitamin D und Jod. Mit einem großen Salat dazu ist die Vitaminzufuhr perfekt!

---

# Zucchini mit Walnuss-Linsen-Füllung

**Für 2 Personen**

2 Zucchini

2 EL Sojasauce

2 EL Olivenöl

*Füllung:* ¼ Tasse rote Linsen

1 Zwiebel, fein gehackt

1 Knoblauchzehe

2 EL Walnüsse

1–2 TL ganz fein gehackte Datteln

1 TL Apfelessig

½ TL Thymian

1 TL Sojamilch

1 TL Olivenöl

Gemüsebrühwürfel oder -pulver, genug für 1 Tasse Brühe

❶ Ofen auf 180 °C vorheizen. Als Erstes die Füllung machen: Linsen in Wasser zum Kochen bringen.

❷ Linsen abgießen, unter kaltem Wasser abspülen, dann in den Topf geben und Zwiebeln, Knoblauch und Gemüsebrühe hinzugeben und zum Kochen bringen. Circa 15–20 Minuten köcheln.

❸ Die restliche Flüssigkeit der Linsen abgießen, dann die anderen Zutaten für die Füllung untermischen und in einem Mixer oder mit dem Pürierstab zerkleinern. Mit Salz und Pfeffer abschmecken.

❹ Eine dünne Scheibe von der Länge der Zucchini abschneiden, damit sie gut stehen. Dann der Länge nach einen »Deckel« herunterschneiden und das Fruchtfleisch mit einem Teelöffel herauslöffeln (kann man gut für andere Rezepte, zum Beispiel Gemüsesuppen, verwenden).

**❺** Ein wenig Olivenöl mit gleich viel Sojasauce vermischen und die Schnittflächen der Zucchini damit bestreichen. 15 Minuten im Rohr backen, dann mit der Linsenmischung füllen und noch einmal 5–10 Minuten im Ofen backen.

**❻** Mit einem großen Blattsalat servieren.

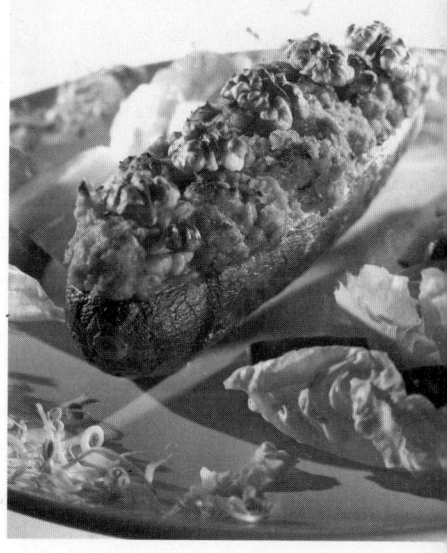

**Variation:** Anstelle der 2 Zucchini kann man auch einen Hokkaido-Kürbis verwenden. Den Kürbis wie die Zucchini halbiert und entkernt vorbacken. Die Backzeit des gefüllten Kürbisses ist allerdings circa 20–30 Minuten, bis der Kürbis sehr weich und die Fülle oben knusprig ist.

---

**GL:** 8 (mit Salat). **Protein:** ~ 16 Gramm. **Besonderes:** Walnüsse sind eigentlich keine Nüsse, sondern Steinfrüchte. Sie sind reich an gesunden Fetten. Enthält viele Ballaststoffe, Vitamine aus dem B-Komplex, aber auch Eisen!

## Bohnen-Bolognese

*Für 2 Personen*

150 g Rinderhackfleisch

1 EL Olivenöl

1 Zwiebel, fein gehackt

1 Knoblauchzehe, fein gehackt

½ Dose Tomaten, in Stücke geschnitten

1 kleine Zucchini

1 Handvoll Champignons, geviertelt oder in kleine Stücke geschnitten

½ Dose rote Bohnen

½ TL Oregano

80 g Vollkornnudeln, z. B. Penne oder Farfalle

❶ Das Hackfleisch in 1 EL Olivenöl anbraten, bis das Fleisch Farbe annimmt. Das Fleisch aus der Pfanne nehmen und zur Seite stellen.

❷ Die Zwiebeln und den Knoblauch in 1 EL Olivenöl anschwitzen, dabei nicht braun werden lassen.

❸ Zucchini dazugeben, umrühren, Deckel draufgeben und kurz »schwitzen« lassen. Anschließend die Pilze dazugeben und wieder für kurze Zeit bei geschlossenem Deckel dünsten.

❹ Das Fleisch zusammen mit den Tomaten, den Bohnen und dem Oregano zugeben, umrühren und 5–10 Minuten köcheln lassen.

❺ Inzwischen die Nudeln in Salzwasser al dente kochen.

➏ Die Sauce mit Salz und Pfeffer abschmecken, die Nudeln unterrühren und servieren.

**Dazu passt gut:** ein großer Salat

**Variation:** Mit Chilipulver und ½ TL Kreuzkümmel und einer Handvoll Mais anstelle der Nudeln wird ganz schnell ein Chili con Carne draus!

**Tipp:** Lässt sich besonders gut einfrieren!

---

**GL:** 15. **Protein:** 34 Gramm, gut: Mischung aus pflanzlichem und tierischem Protein. **Besonderes:** Enthält Vitamine aus dem B-Komplex, Eisen und Zink. Tomaten (vor allem jene aus der Dose) liefern Lycopin, ein Antioxidans.

# Falafel mit Salat

*Für 2 Personen*

200 g Falafel-Mischung (gibt's fertig im Bioladen)

**oder**

400 g Kichererbsen, über Nacht eingeweicht, abgetropft und püriert (Mixer), 1 TL gemahlenen Koriander, 1 gehackte Knoblauchzehe, 2 EL fein gehackte Petersilie, 1 TL gemahlenen Kreuzkümmel, ½ TL Cayennepfeffer, 30 g Vollkornmehl – alles gut vermischen

½ Salatgurke

3 Tomaten

1 Bund Petersilie

1 Zitrone

2 EL Tahini (Sesammus)

❶ Die Falafel-Mischung nach den Angaben auf der Packung mit Wasser (circa ¼ Liter) verrühren und circa 10 Minuten quellen lassen. Wer die Masse selbst machen will, stattdessen die Kichererbsen (siehe oben) mit den anderen Zutaten gut verrühren und die Laibchen eventuell in ein wenig Mehl wälzen.

❷ In einer Pfanne ein wenig Öl erhitzen, circa 3–4 cm große Laibchen formen und sanft von beiden Seiten goldbraun braten.

❸ Gurke und Tomaten in kleine Würfel schneiden, Petersilie fein hacken. Alles miteinander verrühren und den Salat mit Salz, Pfeffer, Zitronensaft und Olivenöl abschmecken.

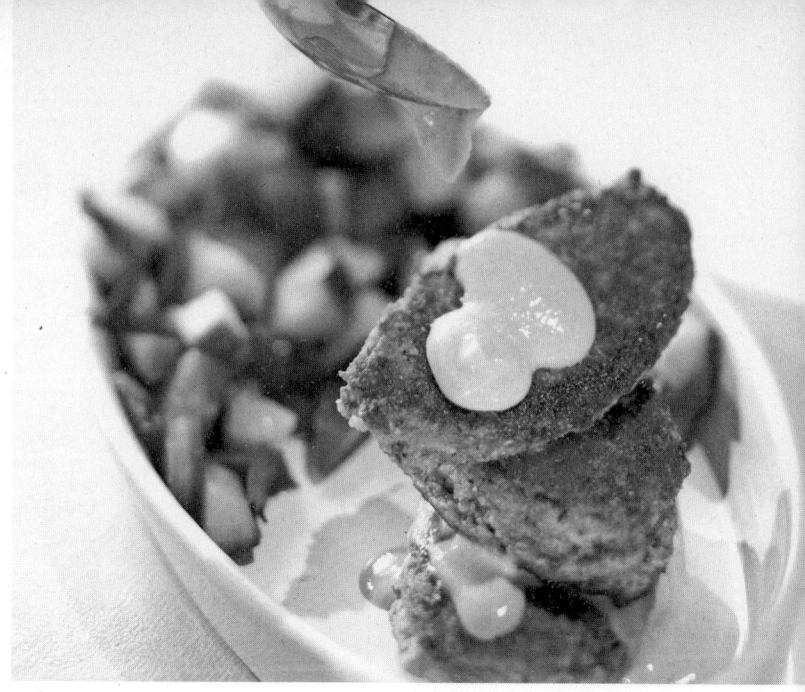

❹ Tahini: Sesammus mit dem Saft von ½ Zitrone und ein wenig Wasser (circa 3–4 EL) cremig rühren, bis die Masse die Konsistenz von Mayonnaise hat.

❺ Falafel mit der Sesamsauce (= Tahini) und Salat servieren.

**Tipp:** Falafel schmecken auch kalt oder mit Salatblättern, Tomaten, Gurken oder Ähnlichem und Tahini in einer Brotflade.

---

**GL:** 9. **Protein:** 13 Gramm. **Besonderes:** Kichererbsen kombiniert mit Weizen ergeben ein besonders hochwertiges Eiweiß. Außerdem sind Hülsenfrüchte voller löslicher Ballaststoffe, was gut für den Darm und die Entgiftung ist.

## Wokgemüse mit Huhn, Shrimps oder Tofu

Im Wok funktioniert es besonders gut, genauso gut aber auch mit jeder etwas tieferen Pfanne. – Geht ganz schnell!

### Zutaten pro Person

2 große Handvoll gemischtes Gemüse, in Stücke geschnitten, z. B. Lauch, Karotten, Brokkoli, Blumenkohl, Chinakohl, Mangold, Spargel, Zuckerschoten, Paprika, Zwiebeln, Zucchini, Tomaten etc. Immer gut als Ausgangsbasis: ein Zwiebelgemüse aus Zwiebeln, Lauch oder Schalotten; Kohlgemüse (Brokkoli, Blumenkohl), relativ klein schneiden, damit es in der kurzen Zeit weich wird. Überraschend gut schmecken auch Kohlsorten wie Wirsing, Chinakohl oder Weißkraut kurz gebraten.

Eiweiß: Hühnerfilet, Tofu (mariniert, geräuchert oder natur, je nach Geschmack) in Würfel geschnitten, Shrimps (gefroren oder frisch) oder Fisch, handtellergroß.

Reis- oder Buchweizennudeln.

Eine der Marinaden (siehe Seite 268). Man kann aber auch nur mit Salz, Pfeffer, ein bisschen Zitronensaft und vielleicht einem Schuss Sojasauce würzen.

❶ Huhn, Fisch oder Tofu in Stücke schneiden.

❷ Alle Zutaten für die Marinade vermischen und Huhn, Tofu, Fisch oder Shrimps darin marinieren, so lange Sie Zeit haben. 30 Minuten wären optimal. Wenn der Hunger besonders groß ist, diesen Schritt einfach weglassen.

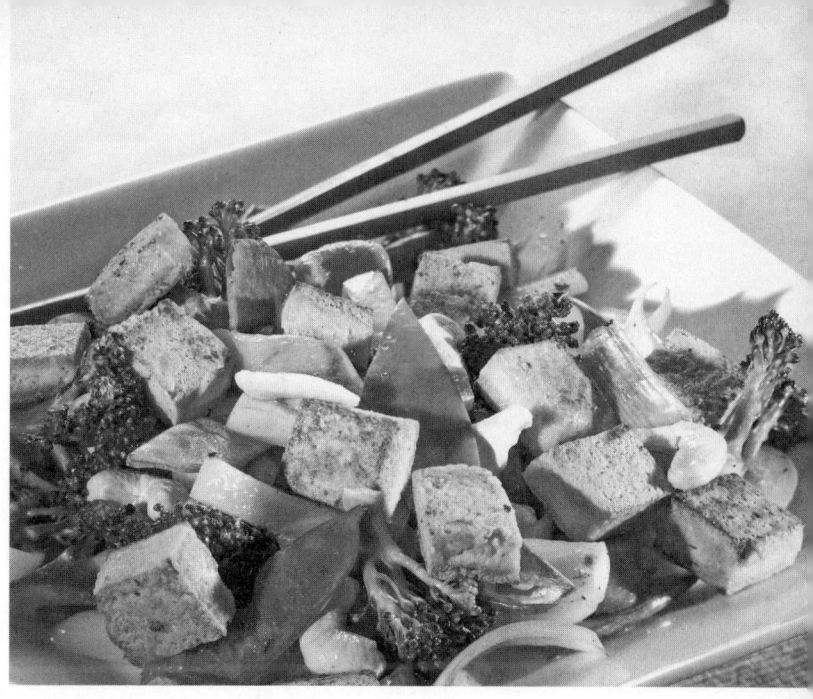

❸ Fleisch/Tofu aus der Marinade nehmen und in wenig Olivenöl circa 2 Minuten anbraten.

❹ Gemüse dazugeben und circa 5–7 Minuten weiterdünsten.

❺ Restliche Marinade unterrühren und noch einmal 2 Minuten dünsten. Mit Salz und Pfeffer abschmecken. Den Fisch erst ganz zum Schluss in Stücke geschnitten auf das Gemüse legen und kurz garen lassen, bis er durch, aber nicht trocken ist. Eventuell dazu den Deckel auflegen.

**Variation:** Nur ein Gemüse verwenden, zum Beispiel Brokkoli, und Cashewkerne oder andere Nüsse darüberstreuen. Besonders gut, wenn man die Nüsse vorher in der Pfanne kurz trocken röstet.

## Marinaden

### Japanisch

1 EL Sojasauce oder Tamari
1 kleines Stück frischer Ingwer, geschält und fein gehackt
Saft von ½ Zitrone
1 EL Weißwein oder Wasser
1 Knoblauchzehe, zerquetscht oder klein gehackt
2 TL geröstetes Sesamöl

### Indisch

2 EL Joghurt, natur
1 EL Öl, z. B. Olivenöl oder Sesamöl
½ TL gemahlener Kreuzkümmel (Mutterkümmel, Cumin)
¼ TL gemahlener Koriander
½ TL Kurkuma

Besonders gut mit Huhn. Je nach Geschmack kann man auch frischen Koriander und Ingwer dazugeben.

### Thailändisch

2–3 EL Kokosnussmilch
½ Frühlingszwiebel, grob gehackt
1 EL Limettensaft
1 EL frischer Koriander, gehackt
¼ TL Chilipaste

Passt gut zu Shrimps, festfleischigem Fisch oder Tofu.

**Variante:** Gefrorener Lachs lässt sich auch in diesem Zustand leicht in Stücke schneiden und gleich im Wok auftauen/garen. Einfach die letzten paar Minuten der Garzeit auf das Gemüse legen und die Pfanne evtl. mit einem Deckel verschließen.

---

**GL:** 13 (mit 35 Gramm rohen Reisnudeln). **Protein:** 21 Gramm. **Besonderes:** Im Wok kann man fettsparend, schnell und vitaminschonend braten, denn das Gemüse wird nur kurz, dafür aber heiß angebraten.

---

# Hühnerkeulen auf Gemüsebett – ganz einfach!

### Für 4 Personen

4 Hühnerkeulen

1 großer Bund Basilikum, Blätter abgezupft und fein gehackt
(Stiele können ruhig mitgehackt werden)

2 große Handvoll Cherrytomaten, halbiert
(oder 3–4 normale Tomaten, geviertelt)

1 Stange Lauch, gewaschen und in 3–4 cm große Stücke geschnitten

2–3 Zwiebeln, geviertelt oder geachtelt, je nach Größe

4–5 Knoblauchzehen, ungeschält, aber die äußeren weißen Blätter entfernt

1 Dose weiße Bohnen, abgetropft und abgespült

❶ Den Ofen auf 160 °C vorheizen.

❷ Das Gemüse in einer Schüssel salzen und pfeffern und mit ein wenig Olivenöl (1–2 EL) vermischen. Mit den Bohnen und dem Basilikum vermengen und in eine ofenfeste Form geben, die so groß sein sollte, dass die Hühnerkeulen nebeneinander gerade Platz haben.

❸ Die Hühnerkeulen salzen und pfeffern und mit der Hautseite nach oben auf das Gemüse legen. Mit ein wenig Olivenöl beträufeln. Die Knoblauchzehen darauf verteilen.

❹ Circa 1½ Stunden im Ofen braten, bis das Fleisch fast vom Knochen fällt.

**Dazu passt gut:** ein großer Salat.

**Tipp:** Sollten Sie für mehre Personen kochen, können Sie auch ein ganzes Huhn verwenden und das Gemüse rundherum legen oder ein anderes Gemüse dazu servieren.

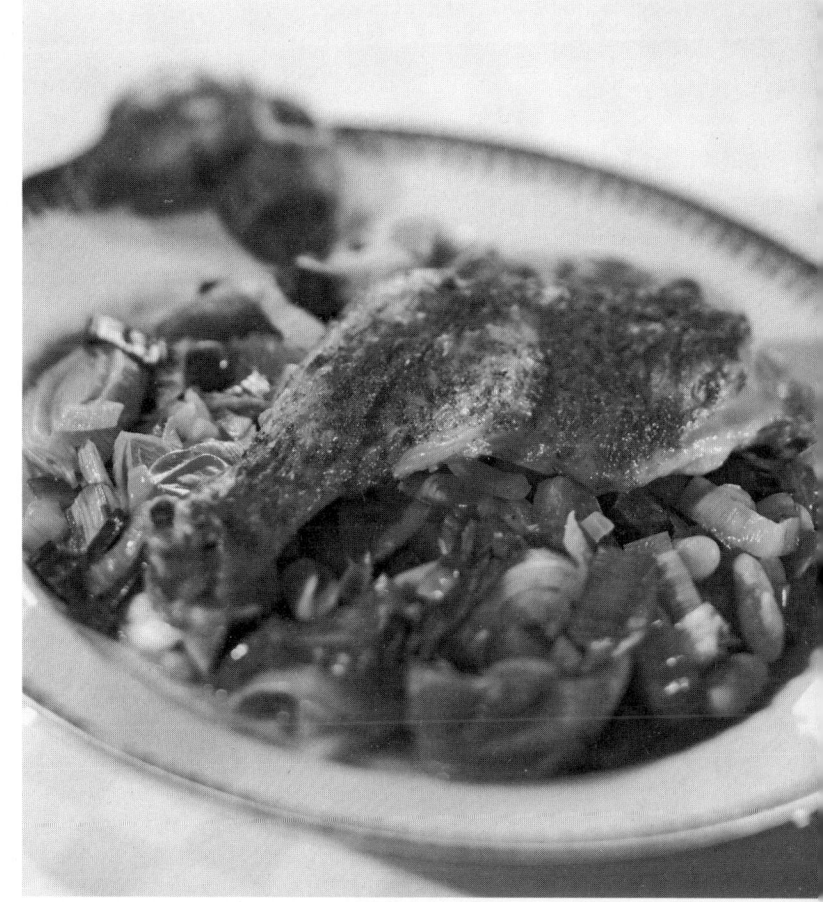

## Variation: Rosmarin-Zitronen-Huhn

Dazu werden die Hühnerkeulen vorher mariniert:

1 Zweig Rosmarin
1 unbehandelte Zitrone (Schale zum Verzehr geeignet)
1 Knoblauchzehe

❶ Am Abend vorher oder am Morgen zubereiten, zumindest aber 2 Stunden vorher: Rosmarinnadeln vom Zweig lösen und fein hacken. Knoblauchzehe schälen und fein hacken. Beides mit der abgeriebenen Zitronenschale und dem Saft von ½ Zitrone in einen Frischhaltebeutel geben. Ein wenig Olivenöl dazugeben und gut vermengen.

❷ Die Hühnerkeulen waschen, trocken tupfen, in den Frischhaltebeutel geben und gut von allen Seiten mit der Marinade benetzen. Die Luft vollständig aus dem Beutel drücken, diesen mit einem Knoten verschließen und mindestens für ein paar Stunden, am besten aber einen ganzen Tag im Kühlschrank ziehen lassen.

❸ Die Hühnerkeulen aus der Marinade nehmen, von beiden Seiten salzen und pfeffern und auf das Gemüse legen.

---

**GL: 7. Protein:** ca. 20 Gramm. **Besonderes:** Hühnchen ist relativ mager und enthält viel Eiweiß. Außerdem trägt es zur Eisenversorgung bei. In Kombination mit verschiedenem Gemüse kommt man zusätzlich auf viele Vitamine und Mineralstoffe.

---

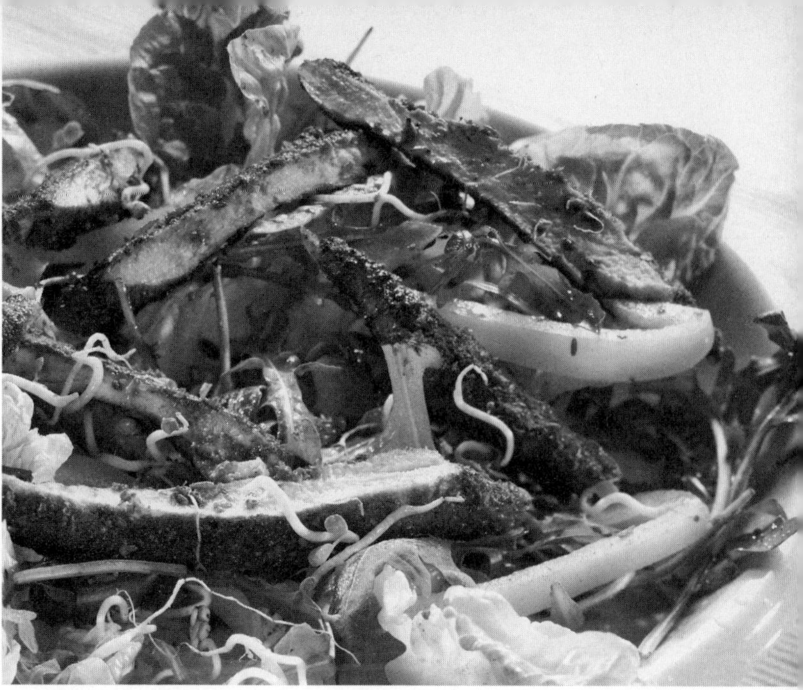

## Hühnerbrust in Gewürzkruste
## New-Orleans-Style

*Für 2 Personen*

2 kleine Hühnerbrüste ohne Haut und Knochen

1 EL Olivenöl

1 EL Zitronensaft

½ TL gemahlener Kümmel

½ TL gemahlener Kreuzkümmel

1 TL Paprika

1 TL Chilipulver oder Cayennepfeffer

½ TL frisch gemahlener Pfeffer

1 TL getrockneter Oregano

❶ Gewürze miteinander vermischen.

❷ Hühnerbrüste mit ein wenig Olivenöl und Zitronensaft einreiben und dann mit der Gewürzmischung überziehen.

❸ Die Brüste in einer Grillpfanne oder unter dem mittelheißen Grill circa 6 Minuten auf jeder Seite braten, bis sie durch, aber noch saftig sind.

❹ Die Hühnerbrüste quer in Streifen schneiden und zum Beispiel mit einer Gemüsepfanne servieren. Schmeckt auch kalt am nächsten Tag gut auf einem Salat oder in einem Sandwich.

**Tipp:** Noch besser sind die Gewürze, wenn man sie im Ganzen kauft und erst frisch mahlt, zum Beispiel in der Küchenmaschine oder im Mörser.

---

**GL:** 1, mit Sandwich oder Brot ca. 10. **Protein:** 20–25 Gramm. **Besonderes:** Hühnerfleisch enthält viel Vitamin $B_6$. In hochwertigem Olivenöl ist viel Vitamin E. Kreuzkümmel schmeckt übrigens überhaupt nicht wie Kümmel, er sieht nur zum Verwechseln ähnlich aus!

---

## Lachs mit Pestokruste

*Für 2 Personen*
2 Lachsfilets
2 EL Pesto (selbst gemacht oder gekauft)
Achtung bei Milchallergien: Pesto ohne Käse verwenden

❶ Ein Blech mit ganz wenig Olivenöl bestreichen, die Lachsfilets darauflegen und mit dem Pesto bestreichen.
❷ Im vorgeheizten Rohr circa 8–10 Minuten backen.

**Dazu passt gut:** Quinoa, Reisnudeln oder Reis und »Gemüse im Paket« oder schnelles Pfannengemüse.

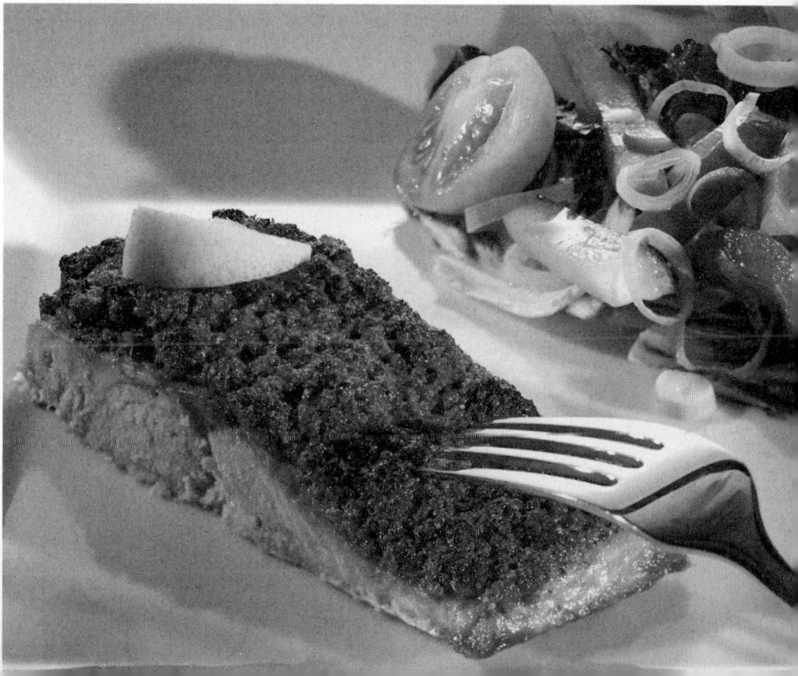

## Variationen:

- Den Lachs statt mit Pesto auf allen Seiten mit 1 TL Fünfge-würzepulver bestreichen und unterm Grill 8–10 Minuten braten.

- Statt Lachs passt auch sehr gut ein Thunfischsteak. Man kann das Pesto auch noch mit 1 EL Tomatenmark verrüh-ren.

---

**GL:** 7. **Protein:** ca. 40 Gramm. **Besonderes:** Lachs liefert sehr viel Vitamin D und auch Jod, zudem nennenswerte Mengen an Vitamin $B_6$ und $B_{12}$. In Fisch und Pesto (mit gutem Olivenöl) sind besonders viele gute Fette, die entzündungshemmend wirken, gut fürs Gehirn sind und auch noch Herz-Kreislauf-Krankheiten vorbeugen!

---

## Paprikageschnetzeltes mit Pilzen und Zucchini (»dampfgebraten«)

### *Für 1 Person*

1 kleines Putenschnitzel (oder Hühnerbrust, Kalbsschnitzel), in Streifen geschnitten
1 kleine Zwiebel, in Stücke geschnitten
1 kleine Zucchini, in Stücke geschnitten
1 Handvoll Pilze, je nach Größe ganz oder in Stücke geschnitten
Kümmel, Paprikapulver (süß), Olivenöl
beschichtete Pfanne mit gut schließendem Deckel

❶ Eine beschichtete Pfanne heiß werden lassen, dann ein wenig Olivenöl (circa 1–2 TL) dazugeben und sofort die Zwiebelstücke beigeben. Unter Rühren kurz anbraten (1–2 Minuten).

❷ Die Fleischstücke dazugeben und von allen Seiten kurz anbraten (1–2 Minuten), dann die Pilze und die Zucchini dazugeben und nochmals 1–2 Minuten unter Rühren braten.

❸ Mit ½ TL Kümmel und ½ TL Paprikapulver bestreuen und umrühren.

❹ 1–2 EL (eventuell ein bisschen mehr) Wasser in die Pfanne geben, kurz umrühren, Deckel draufgeben und die Hitze reduzieren. Ein paar Minuten weiterdünsten lassen, bis das Gemüse bissfest und das Fleisch gar ist.

❺ Mit Salz und Pfeffer und eventuell ein paar Spritzern Zitronensaft abschmecken.

**Dazu passen:** Salzkartoffeln, Polenta, Naturreis, Quinoa, Bulgur oder Nudeln

**Variation:** Anstelle der Pute 100 g Kalbfleisch und statt der Pilze 1 Handvoll Brokkoli nehmen.

**Tipp:** »Dampfbraten« bringt den guten Geschmack von angebratenem Gemüse, ohne dass viel Fett verwendet werden muss. Durch das Wasser (und den Deckel) kann das Gemüse schonend weiterdämpfen.

---

**GL:** 5 (12 mit 150 Gramm Kartoffeln). **Protein:** 24 Gramm. **Besonderes:** Das Gericht enthält besonders fettlösliche Vitamine (A, D, E, K), aber auch B-Vitamine und Eisen.

---

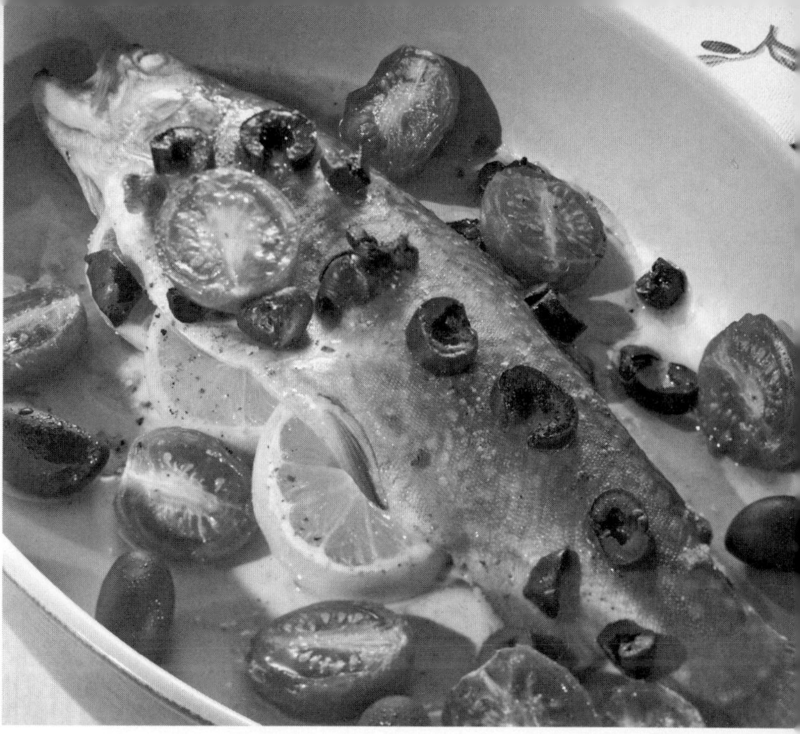

## Saibling aus dem Ofen

*Für 2 Personen*

1 ganzer Saibling, gesäubert
1 Handvoll Cherrytomaten
1 Zitrone, eine Hälfte in Scheiben geschnitten
5–6 schwarze Kalamata-Oliven, entkernt und klein gehackt

❶ Den Ofen auf 180 °C vorheizen.
❷ Den Fisch innen und außen waschen, trocken tupfen, innen und außen ein wenig salzen und in eine ofenfeste Form legen. Die Zitronenscheiben in die Bauchhöhle geben.

❸ Die Cherrytomaten mit einer Gabel anstechen oder halbieren und auf und um den Fisch verteilen. Die Oliven darüberstreuen.

❹ Mit Zitronensaft und Olivenöl beträufeln und circa 15–20 Minuten (je nach Größe des Fisches) im Ofen garen. Der Fisch ist fertig, wenn sich das Fleisch leicht von der Gräte löst, wenn man mit einer Messerspitze hineinsticht.

❺ Den Fisch filetieren, auf zwei Teller verteilen und mit Gemüse/Salat und zum Beispiel Kartoffeln servieren.

**Dazu passt:** Schnelle Kartoffeln aus dem Ofen (Seite 290) und ein großer Salat, Ofengemüse (Seite 289) oder Wokgemüse (Seite 266).

---

GL: 12 (mit Kartoffeln). **Protein:** ca. 40 Gramm. **Besonderes:** Der Saibling liefert eine ausgewogene Portion Eiweiß, reichlich Vitamin D und Omega-3-Fettsäuren. Wichtig für die Vitaminzufuhr ist eine große Salat- und/oder Gemüseportion dazu.

## Szegediner Gulasch

*Für 2–3 Personen*

50 g grobe Sojaschnetzel

250 g Sauerkraut

2 große Zwiebeln, fein gehackt

Paprikapulver, edelsüß und scharf

Kümmel, gemahlen

3–4 große EL Tomatenmark

Gemüsebrühwürfel oder -pulver

evtl. 1 EL Sauerrahm

❶ Die Sojaschnetzel mit kochendem Wasser übergießen und 10–20 Minuten quellen lassen (in manchen Fällen auch 30 Minuten; bitte Packungshinweise beachten).

❷ Sojaschnetzel in einem Sieb abtropfen lassen und gut ausdrücken.

❸ Die Sojaschnetzel in einer Pfanne mit ein wenig Olivenöl oder Butter anbraten (dadurch bekommen sie Geschmack), circa 3–5 Minuten

❹ Die Zwiebeln dazugeben und unter Rühren weiter anbraten.

❺ Pfanneninhalt mit Paprika (süß circa 2 TL, scharf circa ½–1 TL, je nach Geschmack) und Kümmel (circa 1 TL) bestäuben und alles noch einmal durchrühren.

❻ Mit Wasser (circa ¼ Liter) aufgießen, dann die Gemüsebrühe (Pulver oder Würfel) darüberstreuen und das Tomatenmark unterrühren.

❼ 5–10 Minuten auf mittlerer Flamme köcheln lassen.

❽ Sauerkraut (abgetropft) dazugeben und gut verrühren. Mit Salz und Pfeffer abschmecken und evtl. mit Paprika, Kümmel oder Tomatenmark nachwürzen. Mindestens einige Minuten weiterköcheln lassen, bis das Sauerkraut heiß und weich ist. Das Gulasch wird allerdings noch viel besser, wenn es einige Zeit durchziehen kann.

❾ Eventuell mit 1 EL Sauerrahm abschmecken.

Mit Salzkartoffeln servieren.

---

**GL:** 16 (mit Salzkartoffeln). **Protein:** 23 Gramm. **Besonderes:** Sojaschnetzel bzw. Sojafleisch ist reines Protein aus der Sojabohne. Deswegen heißt es auch TVP (texturiertes Sojaprotein); das »V« steht für »vegetarisch«. Mit Sojaschnetzel und guten Gewürzen kann man so manchen Fleischtiger täuschen! Aus dem Sauerkraut kommt viel Vitamin C. So kann auch das Eisen aus pflanzlicher Quelle gut aufgenommen werden. Auch Folsäure kommt nicht zu kurz!

## Tandoori Chicken – indisches rotes Huhn

### Für 2 Personen

2 mittelgroße Hühnerschnitzel oder eine mittelgroße Hühnerbrust, in Streifen geschnitten

1 Becher Magerjoghurt

2 EL Tandoori-Paste

2 TL Currypulver

1 Zwiebel, in grobe Stücke geschnitten

1 Handvoll gefrorene Erbsen

1 kleiner, halber Blumenkohl, in Röschen geschnitten

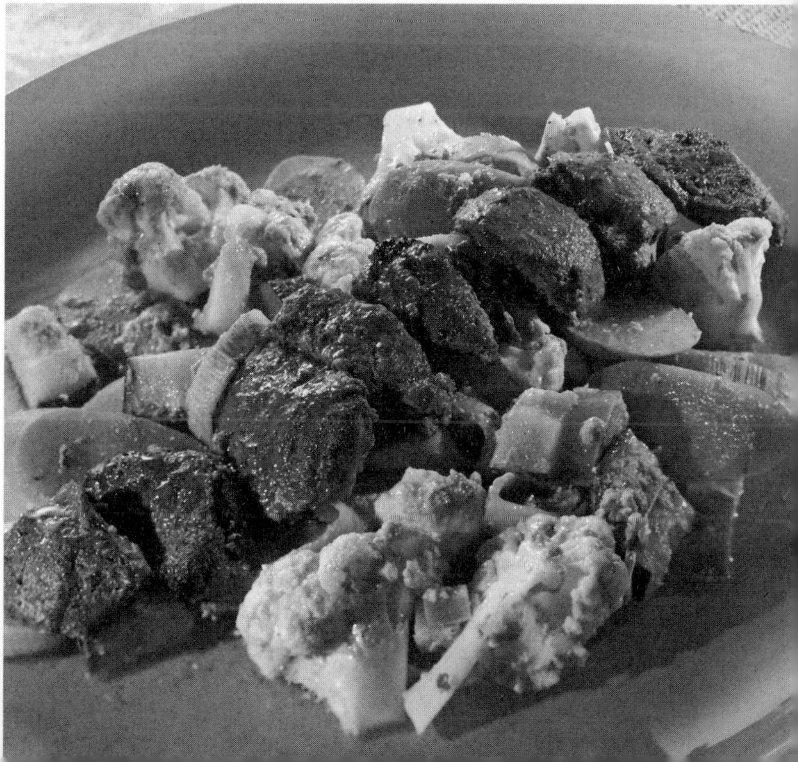

❶ Das Joghurt mit der Tandoori-Paste verrühren und das Huhn mit der Marinade bestreichen. Im Kühlschrank mehrere Stunden ziehen lassen, mindestens 1 Stunde, am besten den ganzen Tag.

❷ Das Huhn auf einem geölten oder mit Backpapier belegten Blech verteilen.

❸ Bei 180 °C circa 20 Minuten im Ofen backen, bis das Huhn gar ist.

**Dazu passt:** Curry-Gemüse im Paket und ein wenig Reis oder Vollkornfladen – die Gemüsepakete kann man einfach neben das Huhn aufs Blech legen und gleichzeitig garen.

---

**GL:** 11. **Protein:** ca. 35 Gramm

# Beilagen

### Gemüse im »Paket«

Passt gut als Beilage zu Fisch oder Fleisch.

***Für 2 Personen***
2–3 Handvoll gemischtes Gemüse, z. B. Zwiebeln, Lauch,
Tomaten, Brokkoli, Kohlrabi, Kürbis, Zucchini, Spargel etc.
1–2 Knoblauchzehen, geschält, aber ganz
1 EL Olivenöl
1 EL Zitronensaft
Prise Salz, Pfeffer
Backpapier

❶ Ofen auf 190 °C vorheizen.
❷ Einen großen Bogen Backpapier auf ein Blech legen.
Alle Zutaten außer Öl und
Zitronensaft in die Mitte
des Papiers legen, dann
das Öl und den Zitronen-
saft darüberträufeln. (Man
kann auch alles vorher
in einer Schüssel vermi-
schen.)

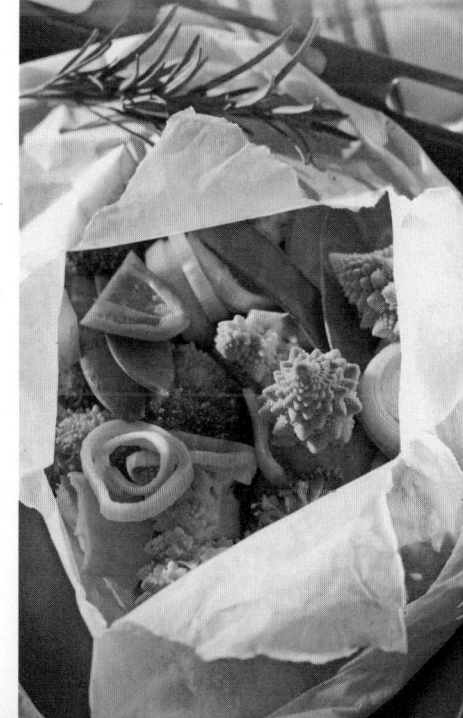

❸ Das Papier diagonal über das Gemüse falten, sodass ein dreieckiges Paket entsteht. Von einer Ecke aus kleine, überlappende Falten schlagen und sich bis ans andere Ende vorarbeiten (wie bei einer Pizza Calzone). Das Ende mit einer Büroklammer fixieren oder unterschlagen.

❹ In den Ofen schieben und bei 190 °C circa 25 Minuten backen. Das Paket vorsichtig öffnen, um die Flüssigkeit aufzufangen, die entstanden ist. Schmeckt gut als Sauce! Achtung: Der Dampf, der austritt, kann sehr heiß sein!

**Variationen:**

● Mit einer großen Portion Quinoa (= Eiweißquelle) wird es zur vollständigen Mahlzeit.

● Man kann auch 1 Lachsfilet oder 1 Hühnerbrust auf das Gemüse legen und mitgaren.

● 2 EL Joghurt mit 1 TL Currypulver verrühren und mit dem Gemüse vermischen, bevor dieses aufs Blech kommt. Schmeckt gut zu Tandoori-Chicken (Seite 283).

**Tipp:** Für mehr als 2 Personen am besten pro 2 Personen ein »Paket« machen.

---

GL: ~ 9. **Protein:** ~ 8 Gramm. **Besonderes:** Enthalten viel Vitamin C, Folsäure und Eisen. Sulfide aus Zwiebeln, Lauch wirken antimikrobiell, sind gut fürs Immunsystem und für die Blutgerinnung. Gemüse aus dem Paket ist eine tolle Ergänzung zu allem, was aus dem Ofen kommt! So spart man Energie (und man hat weniger zum Abwaschen).

---

## Schnelle Gemüsepfanne

1–2 Zwiebeln, in grobe Stücke geschnitten
pro Person 1–2 große Handvoll gemischtes Gemüse,
z. B. Brokkoliröschen, Zucchini, Karotten, Lauch etc.
Zitronensaft, Sojasauce und Olivenöl zum Abschmecken

❶ Zwiebeln im Olivenöl andünsten, dabei nicht braun werden lassen.

❷ Restliches Gemüse in die Pfanne geben und ein paar Minuten unter Rühren anbraten.

❸ Ein paar EL Wasser zugeben, die Pfanne mit dem Deckel verschließen und bei mittlerer Hitze einige Minuten fertig garen (Gemüse soll durch, aber knackig sein, wenn man Kartoffeln dazugibt, dauert es länger. Eventuell die Kartoffeln in Würfel geschnitten vorher 5–10 Minuten in Wasser kochen).

❹ Mit Sojasauce, Salz, Pfeffer und Zitronensaft abschmecken.

---

**GL:** je nach Gemüsesorte bis zu 10. **Besonderes:** Eine große Portion enthält so viel Vitamin C sowie Betacarotin (Provitamin A), wie man täglich braucht. Auch Folsäure findet man vorwiegend in grünem Gemüse wie Brokkoli oder Kohl. Dazu kommen reichlich Ballaststoffe.

---

# Gedämpftes Gemüse

### Für 1–2 Personen

Gemüse, z. B. 1 Brokkoli oder 1 mittelgroßer Blumenkohl,
Grünkohl, Zucchini, Fenchel, Zwiebeln – es geht mit allen Sorten!
Dämpfeinsatz
eine Prise Salz oder 1–2 TL Sojasauce, Zitronensaft nach
Geschmack, evtl. ein kleines Stück Butter oder etwas Olivenöl

❶ So viel Wasser in den Topf geben, dass es gerade nicht durch
das Dämpfsieb steigt. Das Gemüse in bissgroße Stücke
schneiden und ins Sieb legen.

❷ Einen gut schließenden Deckel daraufgeben und zum Kochen bringen. Sobald das Wasser kocht, noch circa 4–5 Minuten dämpfen. Manche Gemüse brauchen bis zu 10 Minuten. Ab und zu kontrollieren, ob noch genug Wasser im Topf
ist und die Gemüse nicht verkochen, sollte »al dente« sein.

❸ Mit Zitronensaft, Sojasauce, einem Spritzer Olivenöl beträufeln oder ein kleines Stück Butter draufgeben. Nach Geschmack salzen und pfeffern.

**Tipp:** Das Gemüse schmeckt auch lauwarm über einem Salat
gut. Oder am nächsten Tag kalt in einem Salat.

---

**GL:** je nach Gemüse bis zu 10. **Besonderes:** Im Gemüse ist viel Provitamin A (Betacarotin) verborgen. Außerdem hat Gemüse reichlich Ballaststoffe. Eine optimale Ergänzung zu Fleisch und Fisch!

---

# Ofengemüse

*Für 1 Person*

2 große Handvoll gemischtes Gemüse, in Stücke geschnitten,
z. B. Lauch, Karotten, Brokkoli, Blumenkohl, Chinakohl, Mangold,
Spargel, Zuckerschoten, Paprika, Zwiebeln, Zucchini, Tomaten etc.
2 EL Olivenöl

❶ Ofen auf 200 °C vorheizen.

❷ Inzwischen das Gemüse mit ein wenig Olivenöl, Salz und Pfeffer vermischen und in eine ofenfeste Form geben. Wenn vorhanden, den Deckel daraufsetzen.

❸ Bei 200 °C ca. 30–40 Minuten lang garen, bis das Gemüse durch ist, wenn man es mit der Gabel ansticht. Nach der Hälfte der Backzeit den Deckel entfernen.

**Passt gut:** zu einem »Berg« Quinoa oder als Beilage zu jedem anderen Eiweiß, wie zum Beispiel gegrilltem Fisch oder Huhn.

**Tipp:** Man kann auch frische oder getrocknete Kräuter (zum Beispiel Thymian oder Rosmarin) aufs Gemüse legen oder ein paar (schwarze) Oliven daruntermischen.

---

**GL:** je nach Gemüsesorte bis zu 10. **Besonderes:** Das Provitamin A im Gemüse deckt den Tagesbedarf, auch B-Vitamine, Mangan und Kupfer sind reichlich enthalten. Quinoa enthält »Saponine«, denen zwar eine positive Wirkung nachgesagt wird, bei Kindern unter zwei Jahren sollte man allerdings aufpassen, da zu viel davon den Darm reizen kann.

## Pommes frites

Pommes frites sind normalerweise frittiert und sehr fett. Außerdem werden sie mit Ketchup gegessen, der voller Zucker ist. Hier gibt's mal eine Variante, die viel gesünder ist.

### Für 1 Person
1–2 mittelgroße Kartoffeln (zusammen so groß wie eine Faust)
evtl. Zitronensaft

❶ Die Kartoffeln in »Pommes frites« schneiden (circa 5–7 mm breite Stifte). Sie müssen nicht geschält werden.
❷ Die Kartoffeln in einer Schüssel mit ein wenig Olivenöl (circa 1 EL) beträufeln, salzen, pfeffern.
❸ Die Kartoffeln auf einem mit Backpapier belegten Backblech verteilen und circa 20–25 Minuten bei 220 °C backen. Wenn sie sich zu bräunen beginnen, dann wenden, damit sie von allen Seiten schön knusprig werden.

Schmecken gut zu allen Fleischgerichten.

**Tipp:** Eine Hauptmahlzeit nach der Faustregel wird es, wenn man zwei Fäuste Gemüse und ausreichend Eiweiß dazu isst: Quark-, Tofu- oder Tomatendip. Man kann einen der Dips oder auch verschiedene dazu machen. Wichtig ist, dass man vom Dip recht viel isst, denn da steckt das Eiweiß drin. Also im Gegensatz zu sonstigen fetten Dips darf man hier ruhig zugreifen! Die Menge des Dips sollte insgesamt auch mindestens eine Faust ausmachen. Dazu 2 Handvoll gemischtes, rohes Gemüse (z. B. Karotten, Sellerie, Gurken, Paprika) – ebenfalls in Stifte schneiden und den Dip damit auslöffeln.

**Variation:** Statt in Pommes frites zu schneiden, kann man die Kartoffeln auch der Länge nach vierteln und zusätzlich zu Olivenöl auch noch mit Zitronensaft beträufeln. Passt gut zu allen Hühnergerichten.

---

**GL:** 18. **Besonderes:** Diese Pommes enthalten wenig Fett im Vergleich zu den frittierten Sticks... Kartoffeln enthalten übrigens Vitamin C – zwar nicht überragend viel, aufgrund der verzehrten Menge tragen sie aber doch deutlich zur Versorgung mit Vitamin C von uns Europäern bei!

---

## Salat

Sie sollten jeden Tag etwas Rohes und etwas Gegartes essen. Für Ihre Rohkost können Sie zum Frühstücksbrot eine Handvoll Radieschen oder ein Stück Gurke essen, aber Salate sind eine gute Möglichkeit, viel Gemüse »unterzubringen«.

Salate können eine Beilage oder Vorspeise sein oder eine ganze Mahlzeit für sich. Achten Sie in letzterem Fall darauf, dass Sie genug Eiweiß dabeihaben, und vergessen Sie auch nicht die stärkehaltigen Kohlenhydrate (wenn Sie die einmal weglassen, weil Sie keinen großen Hunger haben, ist es o. k., aber das Eiweiß muss sein!).

Experimentieren Sie nicht nur mit verschiedenen Zutaten, sondern auch einmal mit der Art und Weise, wie Sie das Gemüse schneiden: Ein Salat aus fein geraspeltem Gemüse schmeckt völlig anders als einer aus großen Stücken.

Salate setzen Fantasie und Kreativität keine Grenzen. Hier nur einige Ideen:

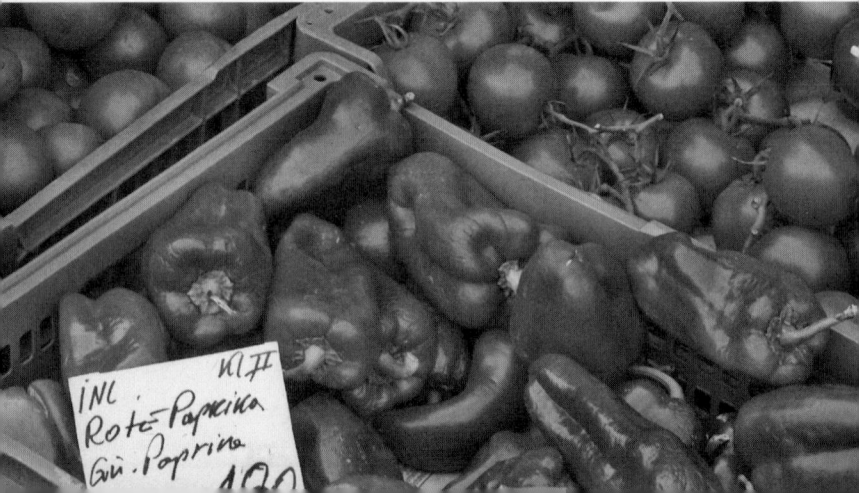

## Rohkost, als Basis

(gemischt oder auch nur aus einem Gemüse):

Verschiedene Blattsalatsorten, Rot- oder Weißkraut, Chinakohl, Keimlinge, Karotten, Radieschen, Gurken, Paprika, Brokkoli, Blumenkohl, Zucchini, Sellerie (Stange und Knolle), Tomaten...

## Eiweiß, z. B.

Fleisch (magerer Schinken, gegrillte Hühnerbrust, kalter Schweinsbraten)

**oder**

Fisch: Thunfisch (aus der Dose oder gegrillt), Lachs (geräuchert oder gegrillt), Makrelen, Sardinen, Shrimps (gegrillt)

**oder**

hart gekochte Eier
½ Dose Kichererbsen oder Bohnen
1 Stück geräucherter oder marinierter Tofu
1 Becher Hüttenkäse

Kürbiskerne oder andere Samen zum Darüberstreuen

## Stärkehaltige Kohlenhydrate

Sie können nicht nur ein Stück Brot zum Salat essen, sondern auch gekochte oder gebratene Kartoffeln, eine Handvoll Nudeln oder Getreide (Reis, Quinoa, Couscous, Bulgur) daruntermischen.

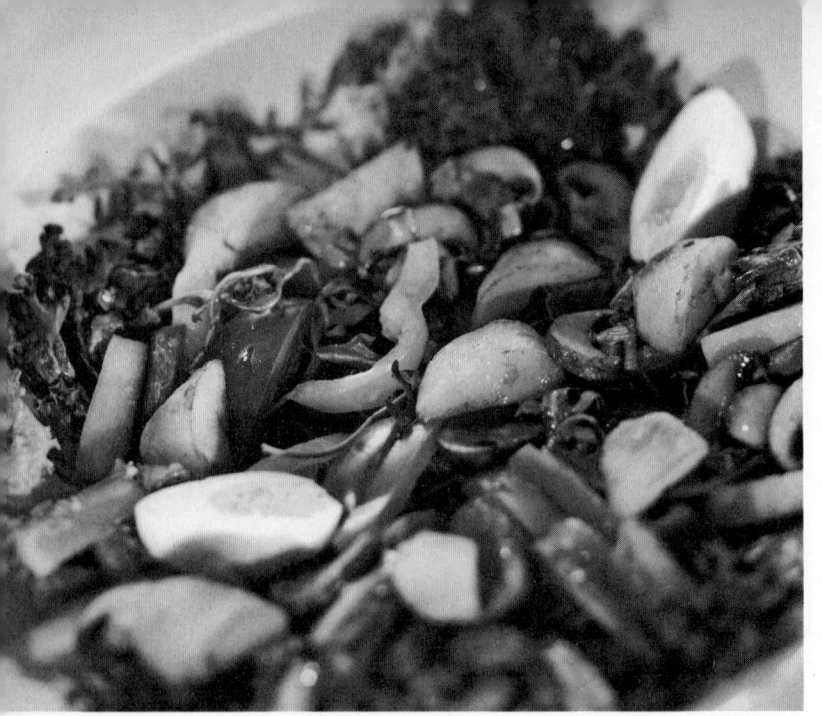

## Salat mit Bratkartoffeln und Ei

*Für 2 Personen*

1 Kopf Eisbergsalat, gewaschen und trocken geschwenkt

½ Gurke

2 Tomaten

evtl. 1 roter oder gelber Paprika

2–3 hart gekochte Eier

4 mittelgroße, gekochte Kartoffeln

1 Handvoll Pilze, z. B. Champignons

Kürbiskernöl, Essig, Salz, Pfeffer

1 EL Kürbiskerne

❶ Pilze in Scheiben schneiden. In einer Pfanne mit ein wenig Olivenöl oder Butter anbraten und einige Minuten unter Rühren braten. Die Kartoffeln in Scheiben schneiden und zu den Pilzen in die Pfanne geben. Bei kleiner Hitze ein paar Minuten mitbraten lassen.

❷ Salat zerpflücken, Gurke, Tomaten und Paprika in mundgerechte Stücke schneiden.

❸ In einer großen Schüssel aus Kürbiskernöl, Essig, Salz und Pfeffer ein Salatdressing rühren. Salat und Gemüse zugeben und verrühren.

❹ Salat auf zwei Teller verteilen. Die Eier vierteln und auf den Salaten verteilen. Kartoffel-Pilz-Mischung darübergeben. Mit den Kürbiskernen bestreuen.

## Rucola-Salat mit Kürbiskernen und Birne

### Für 2 Personen
2 Handvoll Rucola, gewaschen und trocken geschleudert
½ Birne, längs in schmale Schnitze geschnitten
1 EL Kürbiskerne oder Walnüsse
1 EL Sonnenblumenkerne
Saft von ½ Zitrone, Olivenöl
1 dünne Scheibe Bauchspeck

❶ Aus Zitronensaft und Olivenöl eine Vinaigrette rühren und mit Salz und Pfeffer und eventuell einem kleinen Schuss Sojasauce abschmecken.

❷ In einer Pfanne den Speck anbraten, bis er ganz knusprig ist. Den Speck herausnehmen, die Pfanne vom Feuer ziehen und die Kerne ganz kurz im heißen Fett anrösten (dabei sollen sie nicht zu heiß werden, weil das die guten Öle zerstört). Aus der Pfanne nehmen und abkühlen lassen.

❸ Kurz vor dem Servieren den Rucola mit der Salatsauce verrühren und auf 2 Teller verteilen. Je die Hälfte der Birnenschnitze und der Kerne darübergeben und den Speck darüberbröckeln.

## Rohkostsalat mit Sesam

verschiedenes Gemüse, das roh gegessen werden kann,
z. B. Karotten, Rettich, Kohlrabi, Gurke, Paprika, Zucchini etc.
1 TL Sesamöl, geröstet
Zitronensaft, Sojasauce
1–2 EL Sesamsamen

❶ Gemüse in der Küchenmaschine oder mit der Raspel fein raspeln.

❷ Mit Sesamöl, Sojasauce, Zitronensaft, Salz und Pfeffer abschmecken.

❸ Die Sesamsamen eventuell kurz in einer Pfanne leicht anrösten und unterrühren.

# Dessert

Dieses Kapitel ist leer. Denn »gesunde« Nachspeisen sind meist langweilig und oft gar nicht so gesund, wie man meint. Wenn Sie also etwas Süßes essen möchten, dann machen Sie einen 80/20-Moment daraus, und essen Sie eine Schokoladenmousse oder was Ihnen eben sonst schmeckt.

Genießen Sie es, und vergessen Sie Ihr schlechtes Gewissen!

# Danksagung

Dieses Buch wäre nie so schön geworden oder in dieser Form erschienen ohne die Mithilfe und Unterstützung von vielen besonderen Menschen. Ich möchte mich daher an dieser Stelle von ganzem Herzen bedanken.

Bei Cordula O'Mahony, der besten Assistentin, die es gibt, und ohne die ich das letzte Jahr nie geschafft hätte. Ursula Pabst, die den Preis als beste wissenschaftliche Assistentin verdient hätte. Bei meinem Bruder Dr. Jan Walleczek und meinem Vater Miki Walleczek für Feedback und die Geduld, das Manuskript schon im Rohzustand zu lesen und dabei immer positiv zu bleiben.

Bei Alfred Schierer vom Verlag Ueberreuter für die Großzügigkeit und den Mut, mich einfach »machen zu lassen«; Thomas Laimgruber als kreativen und fachlich perfekten Geist hinter all den wunderschönen Bildern; Marie-Therese Pitner und Walter Reiterer für um die Ohren geschlagene Nächte, damit das Buch rechtzeitig fertig wurde.

Das Buch ist nicht nur das Ergebnis meiner jahrelangen Erfahrung als Ernährungsberaterin, sondern natürlich auch ein direktes Resultat meiner Arbeit mit den vielen Kandidaten von »Du bist, was du isst«. Mein Dank gilt daher auch allen Kandidaten, die den Mut hatten, bei »Du bist, was du isst« mitzumachen. Es gehörte aber auch Mut dazu, diese Sendung in Österreich zu machen. Vielen Dank für Kreativität und die großartige Unterstützung an Sabine Oberzaucher, Andreas Schneider und Franz Prenner von ATV. An das Team von Tresor TV, insbesondere Inga Leschek, Nina Dallos, Silvia Vollmeier, Tom Strobl, Daria Leschek, Tina Holzer, Urs Höfer, Elli Hamernik, Paul Kretschmann, Stefan Sommer, Fritz Schönegger, Barbara Bobek, Karim Shafik, Daniel Hamersky und den ganzen Rest vom Team. Verzeiht, wenn ich nicht alle namentlich nennen kann.

Ganz herzlichen Dank an meine liebsten Freunde, die mich so nehmen, wie ich bin, und trotzdem zu mir halten, obwohl sie mich im letzten Jahr kaum zu Gesicht bekommen haben. Der harte Kern: Tini, Marion, Birgit, Andreas, Harri, Beate, Martina und Natalie.

Und last but not least kann ich meinen Eltern nicht genug dafür danken, dass sie mich immer darin unterstützt haben, meinen Traum zu leben und vor allem dafür, dass meine Geschwister und ich schon als Kind gelernt haben, wie gut »gesundes« Essen schmeckt.

# Sachregister

# Rezeptregister

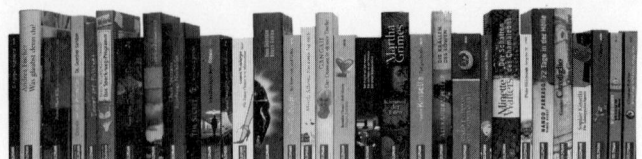
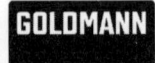